脊椎マニピュレーション
Spinal Manipulation Made Simple

機能障害に対する軟部組織からのアプローチ
A Manual of Soft Tissue Techniques

Jeffrey Maitland 著

［翻訳］
田喜知秀彦
（NATA-BOC 公認アスレティックトレーナー）

［監修］
泉秀幸
（東京有明医療大学准教授）

First published by North Atlantic Books
P.O.Box 12327
Berkeley, California 94712

序章
Introduction

本書は、私の腰痛を治して新しい人生を見つけ出すことを可能にしてくれた、身体の手技療法家への深い感謝の念から生まれました。

私は初めて腰が痛くなった日のことをすべて鮮明に覚えています。当時、私は27歳で、大学院を卒業して日が浅く、パーデュ大学で哲学の授業を担当する2回目の学期に入ったばかりでした。体型を改善する必要を感じ、かなり無謀な運動プログラムを始めたところでした。数日後、50セント硬貨程度の大きさに限局された腰部のひどい痛みに襲われました。昼までに、私は真っ直ぐ立つこともできなくなりました。前方45度に腰をかがめた状態で、動き回るのにほうきの柄にすがることを余儀なくされました。妻が用事から帰宅し、このひどい状態の私を発見したのです。彼女は車で私を地元の救急センターに連れて行き、私はそこでつつかれ、のろのろ歩かされた後、筋弛緩用の薬を処方されて家に帰されました。筋弛緩薬は何の役にも立ちませんでした。その唯一の効果といえば、私を小さい村の間抜けな困った男にしたことぐらいでした。効果が切れると、私は即座に残りの薬をトイレに流しました。その日は、痛みから解放されるための7年にわたる探究の始まりとなる日になりました。

最初に、私は一般的な医学的アプローチを試みました。かかりつけの整形外科医のもとを最初に訪れた時、彼は私が腰痛を患ったのは、そもそも人間は直立して行動するような構造にはなっていないからですと、告げられました。なんと奇妙な理屈だ！と思いました。この医師は、私が手と膝を使って這い回って生活をしていたら、腰痛を悪化させることはなかった、と考えているのでしょうか？
私たち人間は手や膝を使って歩き回るようには作られていません。私は彼の説に対する異論を唱えるほど馬鹿ではありません。なぜなら、他のあまりにも多くの権威主義的な専門家のように、彼は“待っていました”とばかりにもっともらしい説明をでっち上げたからです。加えて、私はその時痛みを抱えていたので、彼は私の人生における唯一の希望だったのです。そして私は、彼が私に対して腹を立てることも望んではいませんでした。彼は私を理学療法士の元に送りましたが、この理学療法士は役に立たないエクササイズを提供してくれただけでした。徐々に痛みは和らぎ、私はこの腰の問題を改善することができるという甘い考えのもと、ジョギング始めました。

次の数年間にわたり、私の腰は定期的に異常をきたしました。痛みが最悪の状態になった時点で、私は医師に診察の予約を取りました。たとえ、脚への放散痛がなくても、彼は、私の腰のレントゲンや他のいかなる画像を見ることなく、私の腰は椎間板が飛び出ていると告げ、さらに、「お分かりでしょうが、今後もたびたび受診するようであれば、手術を行わなければなりません」と言ったのです。彼のこの最後通告ともいえるこの言葉は説得力があり、私自身が下せる唯一の結論を引き出したのです。もう二度と彼の元を訪れることはないだろうと。

「腰はどのように機能するのか、なぜ痛みのような困難に見舞われるのか、そしてどのようにしたらそこから救い出せるのかといったことを、絶対、誰かが理解しているはずだ」と私は考えました。ある友人が、彼女を治療して治してくれたカイロプラクターのところに行くことを勧めてくれました。私は予約を取りました。彼の秘書が腰に超音波をかけてくれました。それから、"アジャスト"してくれました。彼は腰のコルセットを売ってくれました。治療から数週間後、痛みはやわらぎ始めました。痛みが再発するといつも予約を取りました。残念なことに、たとえそのカイロプラクターが痛みを和らげてくれても、決してその状態を持続させることはできなかったのです。度重なる治療の後、今度は首に問題が生じ、毎回の治療ごとに首をアジャストしてもらわなければなりませんでした。私はジョギングを続けており、痛みも悪化し続けました。

長い年月が過ぎ、別のカイロプラクターに診てもらうことになった時、彼は、前世紀に作られたようなテーブルの上に私をくくりつけました。彼がストラップをきつく締めるにしたがって、私はなんとなく不安を覚え、十字軍の生贄としての自分自身の幻影を一瞬見た気がしました。彼がゆっくりとハンドルを回すにつれて、私は非道な苦痛を伴いながら伸ばされたのです。その後、私は立つことも難しくなり、まもなく坐骨神経痛のひどい症状が現れたのです。もし、あなたがこうした痛みを経験したことがなければ、決して分からないでしょう。それはまるで殿部や脚部に、世界で最悪の歯痛を被るようなものです。そこで、私は別の方法を見つけなければならなくなりました。

パーデュ大学で有給休暇をとっている間に、友人の勧めで非常に有能なロルファーの予約をとりました。端的にいうと、この後、約35回にわたる多くの他のロルファーや才能のあるオステオパシー治療家の治療を受けた頃に、ついに腰痛から解放されたのです。その後、私はロルファーとなり、それからロルフィングの教官となったのです。

ロルファーとしての私の理解と能力が向上するにしたがって、ロルフィングの伝統的な側面に対する欲求不満も積もっていきました。古い形式のロルフィングは、しばしばあまりにも痛みが強く、局所の問題や痛みを適切に治療するにはあまりにも一般的すぎたのです。ロルファーになる前、何年間も私は禅の瞑想を集中して練習していました。そして、意図せず、患者の身体の中や周りのエネルギーを感じとる能力を少しだけ発達させたのです。あいにく、ロルフィングのテクニックを応用する時に用いるように教わった強い圧は、身体を通して、かすかなエネルギーとのつながりを感じることを不可能にしたのです。私は、ロルフィングとして知られる深部の構造的変化を犠牲にすることのない、よりやさしいアプローチを発見しようと、何年間も実験を重ねたのです。多くの失敗を繰り返した後、ロルフィングによく必要とされる強い圧をかけつつ、私は身体のエネルギーを感じとる方法を最終的に習得したのです。患者に対して不必要な不快感を与えたり、ロルフィングの目標を犠牲にしたりすることなしに、軽いものから強いものまで、すべての幅の圧をかけることができるようになり、私の自信は膨らんでいきました。こうした探求は、絡まった筋膜の蜘蛛の巣やエネルギーの乱れの中へ私がより一層入り込むことを可能にしたのです。

私の患者は幸せでした。なぜなら、不必要な不快感を引き起こすことなしに、私がより良い結果を出すことができたからです。多くの私の患者は、実際には私の施すロルフィング・テクニックよりもマッサージのほうが心地悪さを感じたと言っていました。私は、全体を見失うことなく、非常に明確に治療ができていたので、自分の治療についてより良い感触を感じていました。しかし残念ながら、私は長くは満足した状態のままではいられませんでした。あたかも、誰一人として私に教えてくれなかった、普遍的な原則が、私の人生の中で考え出されているようで、私がより良いロルファーになればなるほど、私の患者はより一層難しい問題をかかえた患者になったのでした。

私が上級ロルフィングの教官になるための訓練をしている間に、Jan Sultan と Michael Salveson の２人の教官が、私がもがいていたものと同じ問題を解決しようと既に試みていることを知ったのです。私は彼らの視点を基に、それに私の研究を加えることで、多くの伝統的なロルフィング・テクニックでは、ほとんどの場合、脊柱や他の身体の関節における制限をリリースできないことを明らかにしたのです。ロルフィングの教官として、私達はオステオパシーの治療家によって切り開かれ、のちにカイロプラクターによって採り入れられた高速度、低振幅で押し込むテクニックを教えることには、何ら興味を抱きませんでした。伝統的なロルフィングは、筋筋膜に対する手技や教育を体系化したものなので、私が開発したテクニックをすでに確立されていたロルフィングの軟部組織の手技におけるアプローチのバリエーションにすることを彼らは望んだのです。大雑把な言い方をすれば、高速のテクニックは、固まってしまった関節を取り除くために“急に動かす”ように設計されたもので、ロルフィングとは外見も、感じ方も違うものなのです。

我々のテクニックに似ている、別の軟部組織に対するテクニックでも調べてみましたが、まもなく、これらのテクニックでロルフィングに幅広い全体の構造的変化を生み出すことはできない、ということに気付いたのです。また、オステオパシーやロルフィングから違う形で用いられているようになってしまった多くの大衆化された筋筋膜リリーステクニックは、実際の関節をリリースすることなく、単に関節周辺の組織の緊張を解くだけになりがちである、ということも発見したのです。

我々の目標は、ロルフィングで行う軟部組織へのアプローチと矛盾しない、固まった関節を動かす方法を見つけ出すことでしたが、他の分野からテクニックを持ち込むことには何ら興味がなかったのです。どのように関節が機能し、制限されるようになるのかを学んだのち、私は実験を通して、やっとのことで、高速度で押すようなテクニック、あるいは別の手技療法において発達した他のいかなるテクニックにも頼ることなく、固くなった関節を効果的にリリースする、軟部組織テクニックを開発することに成功したのです。脊柱がいかに問題をかかえ、そこから抜け出すかについての理解と、これらの軟部組織テクニックが本書には書かれています。辛い腰痛を乗り越えようともがき苦しんでいる多くの人々と同様、異なる治療法の学校を出たいろいろな専門家の治療を私は受けました。そして少数派の治療法であっても、驚くほど効果的であるということ、また彼らは皆、平均的なセラピストには欠けている似たような質と能力を兼ね備えている、ということに気が付いたのです。一般的なセラピストが、自らのテクニックやアプローチ法が他のアプローチ法よりも非常に優れているのは、ほかのセラピストとは違い、目立った、ユニークなことを行っているからだ、と自慢しているのを、しばしば耳にするでしょう。しかしながら患者として、また手技療法の教官としての私の経験は、私をまったく逆の結論へと導いたのです。本当に優秀なセラピストというのは、アプローチの方法が他とは異なるということではなく、あらゆる分野のすべての素晴らしい専門家と同様に、持っているものが共通なのです。“ユニークである”ということは何もユニークなことではありません。なぜなら、能力はユニークであるということではなく、共通であるということなのですから。

こうした質問に関して述べることはかなり容易ですが、教えるということになるとそんなに容易なことではありません。私を治療した、すべての才能があるセラピストは、人としての私を見失うことなく、その絶妙な特性や熟練テクニック、そしてその驚異的な知覚のバイタリティや感受性により、私の問題をこと細やかに見たり感じたりすることができました。

彼らは、局所の機能障害を、私の身体すべての役に立つある方法で、リリースすることができました。彼らは症状を追跡するべきであるという思い込みの罠にかかることなく、私の抱えた症状をリリースし、どのように局所的手技が私の身体の至る所に浸透していくのかを、常に追跡できたのです。結果として、彼らはほとんどいつも、次に治療すべきなのはどこなのかを分かっていましたし、私の身体のほかの部位に問題を追いやるようなことは、めったにありませんでした。私の身体は、彼らの治療の下で、一貫して変化、改善していたので、同じ治療を繰り返すことはほとんどありませんでした。最も重要なことは、彼らは私の全身を良好に保つことを考慮に入れて、局所に取り組むことで全身に影響を及ぼすことができたので、彼らの仕事はしばしば長時間の変化を生み出したのです。

またこれらの専門家はすべて、彼らの専門分野においてよく教育され、非常に精通していました。彼らはさらなる勉強や研究を通して継続的に広げられた、徹底かつ詳細な知識を持っていました。彼らをこのような芸術の達人としたものは、恐ろしいほどの知識、常にもっと学ぼうとする決意、そして精通した高いテクニックでした。しかし、別のもっと手に入りにくい、彼らの熟練度に貢献していた要素がありました。それは、their way of being（彼らのたたずまい）でした。少なくとも、彼らは毎回の治療の間、日々の生活を越えて、明晰さ、あわれみ、率直さをもって彼らの芸術を生きていました。私の存在と痛みは、観察され、理解されたように感じました。私は、正常という客観的基準に達することを余儀なくさせる、なんらかの治療処置を必要としている、問題を抱えた標本のように扱われることはありませんでした。彼らの驚異的な知覚力、絶妙な識別力、そして触覚は、私の中に正常値から外れているものを客観的に見い出し、判断するという考えに根ざしたものではなく、患者参加型による理解と争いのない、壮大で、自己重要感に基づいたものでした。私にとってベストなものがなんであるかを彼らが知っているということや、彼らは私の問題に対する答えをもっているという態度で、私に無理に納得させようとはしませんでした。もし、私が彼らの施した治療に対して、彼らの期待するような反応を示さなかったら、それは私の責任であるように感じさせることはありませんでしたし、いつも快く別のアプローチを試みるか、他の専門家を紹介してくれたのです。ホリスティックなアプローチに対して、口先だけうまいことを言いながら、症状を追うだけの多くの専門家と異なり、彼らは真にホリスティックなアプローチを行うセラピストでした。

彼らのこのたたずまいは、単なるテクニックの蓄積ではなく、すべての癒しの源であり、人生の中心なのです。この方法で治療することは、変化した状態に対応していくのではなく、我々の感覚を汚れや自己矛盾のない生来の状態、に戻していくというものです。いったん矛盾から解放されたら、世界が異なって見えたり、異なって感じたりするのです。我々は、肉体と自然の両方によってやさしく包まれ、参加し、一体感を持ちながら、我々の世界を生き、感じるのです。

根本的な衝突のない状態にあるところから生まれる知恵と包括的な明瞭さがあります。それがなければ、セラピストは単なる技術屋でしかないのです。しかしそれがあれば、驚くべきことが可能になるのです。

しかしながら、この知恵が治癒能力へと進化するためには、適切な種類の合理性と、治療家の全身体的知性に完全に統合される客観的知識と組み合わされる必要があります。知識と知恵は相伴わなければなりません。このカントの言葉を意訳すると、「知識の伴わない知恵は盲目で、知恵の伴わない知識は空虚である」ということです。私はすでに自著『Spacious Body』の中で、変形の本質について論じているので、ここでは知識と知恵の組み合わせによって進化していくことについてくどくどと話すことはしません。しかしとても重要なので、それに言及するにとどめます。すべての専門家はおそらく、この特別な瞬間を体験していて、その中でのすべての治療処置は、ほとんど魔法のような、結果を自然に生み出すのです。結局のところ、それはすべての治療の核心なのです。その養成課程を通して、セラピストは自分自身を治し他人を治す際に、楽に、より効果的に治療できるようになるのです。

セラピストの存在のあり方を明確に示すのは重要なのですが、反面、この本はそこまで野心的ではありません。むしろ、脊柱を治療するテクニックの実践的マニュアルなのです。本書はすべての手技療法家に毎日のように臨床で診る、全身の様々な種類の機能障害を治療するために必要な知識とテクニックの特性について提供するものです。

しかしながら、知識とテクニックの特性は治療にとって一番大切なものではありません。それは、テクニックをどのように応用するかを知る上での一つであり、いつどの順番で応用するかを知るものでもあるのです。

テクニックの単なる応用を越えて、治療に関する３つの根本的な質問があります。“まず何をするのか？　次に何をするのか？　いつ、終わりにするのか？”ということです。患者のためにこれらの質問に答えることは、いかなるホリスティックなアプローチにとっても極めて重要です。しかし、これらのことについて理解するのと同じくらい重要なのは、すべてのセラピストの発展であり、本書は臨床的決定の過程に関する長い論文ではなく、テクニックのマニュアルです。

テクニックの熟達は明らかに重要であり、患者に与える利益のためだけではありません。それ以外に、効果的なテクニックの応用方法を学ぶセラピストにとって別の利益があるのです。それは、テクニックの熟達はセラピストの存在のあり方を発展させるための必要なきっかけの一つなのです。ちょうど、音階の練習が、音楽の感動を呼び起こすようなパフォーマンスの準備となりうる可能性があるように、テクニックを練習することは、治療家の存在のありかたを発展させる一部となるのです。

たとえあなたが、訓練を受けた手技療法の形態がなんであれ、あなたが矯正的あるいはホリスティックなアプローチのどちらを用いようとも、これらのテクニックは行うのが一見簡単そうに見えますが、ほとんどのタイプの腰痛に非常に効果的であることが分かるでしょう。それらのテクニックはすべて、私が臨床の中で見てきた、より難しい腰部の問題を解決しようとした時に感じた無力さに対する欲求不満から生じたものです。これらのテクニックを作り出した後、臨床や授業、ロルフィング協会での Jan Sultan と Michael Salveson といった同僚との協力関係の中で、それらをテストしました。

本書を理解することは、筋・骨格構造における解剖学の実用的な知識を必要とします。私は解剖学について、関連していることについては説明しますが、その際には最もシンプルな用語で解説します。私の目標は、セラピストの方々が、腰の問題を評価し治療する際に必要となる技術を提供することです。徒手療法に関するかなり細部まで言及している、多くの素晴らしい書籍が入手可能であり、すでに十分に述べられてきたことを繰り返す必要がないことを私は理解しています。私が最も役に立つと思う文献については、巻末の参照書目録に掲載してあります。

監修の言葉

脊柱に対する手技療法が多く存在する中、本書はシンプルでかつ安全に行えるように考えられた脊柱マニピュレーション手技のマニュアルである。ロルフィングの専門家である著者が、一般的に習得が困難とされる脊柱のマニュアルセラピーをよりシンプルにすることによって、読者がロルフィングを自学自習できるように工夫した画期的な本である。

しかしながら本書は手技療法のマニュアルであると同時に、ホリスティックな治療を行う専門家にとって必要な考え方、生き方についても示唆している。これは著者である Jeffrey Maitland 氏のバックグランドが大きく影響していると考えられる。

Maitland 氏は元々米国の名門パデュー大学で哲学のコースの教鞭を取っていた教育者で、医療については全くの門外漢であった。本書はその彼が自身に起こった腰痛をきっかけに、様々な医療を受け、その経験を基にロルフィングの専門家となり、執筆したものである。原著の文中で「Healer's way of being」という表現で表されている哲学的要素が、その表現の深層に含まれていると感じる。

監訳にあたり、それらの原著表現をできるだけ忠実に伝えつつ、その上で文意が伝わるように留意し、監修を行った。本書に出てくるマニュアルセラピーにおける独特の言い回しや語句については、適切な日本語が見つけられない場合は訳語の後ろに括弧で原文の単語を記載した上で補足した。

最後に本書の出版は医道の日本社および編集担当者のご尽力により可能となったことをここに記し、心からの謝意を表する次第である。

2014 年 6 月

泉　秀幸

謝辞
Acknowledgments

この『Spinal Manipulation Made Simple』は、ソマティック（somatic：身体の）手技療法家が常々抱いてきた質問である「オステオパスやカイロプラクターによって行われる、高速度、低振幅のスラストテクニックに頼ることなしに、固まった脊柱をリリースすることは可能なのか？」の問いに答えています。本書は、この問題に対する私なりの、非常に単刀直入かつ簡易な技術的解決法を記したものです。しかしながら、このシンプルな解決法は、しばしば多くの本質的に異なる影響が重なりあったものから生じた複雑な歴史を持っており、私もこのやり方を見つけるまでに非常に多くの人々の力を借りました。もし彼らに感謝しようとしなければ、私は無礼で怠慢な奴だと言われるでしょう。

ソマティックセラピー（somatic therapy：身体療法）に対する尊敬の念とともに、私の取り組みが進化する上で、私が最も影響を受けたのは、ロルフィング協会の多くの人々です。彼らは私に構造的融合（Structual Integration）の手技であるロルフィング・メソッドの理論や技術、そしてその伝授のしかたまで教えてくれました。

私は特に先輩の先生である、Jan SultanとMichael Salvesonの教えと才能に非常に感謝しています。また、彼らのロルファーの教育に対するたゆまぬ献身的な努力に感謝の意を表したいと思います。彼らの影響は、本書を通じて様々な面で見ることができます。また、ロルフィング協会会員だった、Emmett HutchinsとPeter Melchiorから学んだことも、とても感謝しています。

ソマティックセラピーの機能的側面に関する私の理解は、特に以下のロルフィング協会での動作研究の教員から有用な知識を得たことで進みました。：Hubert Godard、Jane Harrington、Megan James、Vivian Jaye、Gael Ohlgren、Heather Wing。さらに、理学療法士、研究者、ロルファーであるJohn Cottinghamには、彼の支援、寛大さ、輝くような知性のみならず、彼のホリスティックな手技療法や動作療法に関する、世間を驚かすような成果についても感謝の意を表したいと思います。彼と共同研究を行ってきたことや２つの論文を彼と発表できたことを光栄に思います。彼の研究は高尚なだけでなく、ホリスティックな手技療法に関する最も優れた研究の一つです。

オステオパシーの素晴らしい研究からも、プロフェッショナルとしてまた個人としての両面で、非常に恩恵を受けてきました。私の友人であり良き師でもある、故 Walter Wirth オステオパシー医師の助言と寛容さに多大なる恩義を感じています。彼の素晴らしい研究や教育は、私の身体だけでなく、身体の専門家としての私の研究の方向性にも変化をもたらしたのです。ロルファーとして成長していく早期の段階で、John Upledger オステオパシー医師から受けた、頭蓋骨や間接的接触（Indirect Touch）の神秘について感謝しています。Upledger インスティチュートで Jean-Pierre Barral によって発展してきた画期的な Visceral Manipulation を Didier Prat オステオパシー医師とともに訓練を受けてこられたことは特に恵まれていたと感じています。Marilyn Wells オステオパシー医師と仲間になれたこともとても満足していますし、他のアリゾナのオステオパシーの医師達にも心から感謝の意を込めたいと思います。

オステオパシーに関する膨大な量の書物から言い表せないほどのことを学んできましたが、とりわけ Phillip Greenman オステオパシー医師の研究には感謝しています。

私の関節に関する治療とダイナミック・カイロプラクティックの原理と実践を私に紹介してくれた Joseph DeBriun と L. Jon Porman の両カイロプラクティックドクターにも感謝したいと思います。臨床の場において、私自身はカイロプラクティックのテクニックを用いることはありませんが、動作テストへのアプローチや固まっている脊柱について理解することができたのは非常に貴重なことだったと思います。

私は何よりもまず、本能と訓練に基づく哲学者なのです。哲学は多くの顔を持っていますが、私が最も惹きつけられるのは、人間の本質に関係している点です。哲学の持つもう一つ重要な顔は、現実のあるべき姿を理解するために、前提の正確性を本質的に明らかにしたり、検証したりすることにあります。この面は、哲学を"科学の女王"と呼ぶように思想家を導いてきました。それはすぐには明らかにならないかもしれませんが、これら２つの点については、本書の背景において影響を与えています。何年にもわたって私の成長を多くの面から支えてくれたすべての哲学者に対して、心からの感謝を述べたいと思います。

私が勉強する幸運に恵まれた、偉大なる実践的哲学者の一人は、禅の先生です。私が幼い娘を抱きしめた時に、開かれた心に身体がどのように話しかけるのかを初めて垣間見ました。しかしながら、この活動の本質に関する真実は、それが私の師匠により明らかにされ、示されるまでは実際に花開くことはありませんでした。彼の影響力が、私の人生や研究の方向を変え続けました。オックスフォード英語辞典でも、彼に対する私の深い感謝の気持ちを表すのに十分な言葉を見つけ出すことはできません。“どうやって人々を癒すのですか？”、このような質問を彼にしたことを覚えています。なんのためらいも見せない、落ち着いた態度で、“あなたは治療を施す人々と一つにならなければいけません！”と彼は言いました。彼の簡潔な答えは奥深さの表れです。20年後の今日なら、彼が示した叡智をやっと把握し始めていると思います。本書の中に彼の深い教えの細かい部分を見つけ出すことを願っています。

私のテクニックをとてもわかりやすくと示している、素晴らしい写真の数々を撮ってくれたKelly Kirkpatrickに感謝を表します。彼女の技術、忍耐力、美的感覚は天性のものです。また、モデルを務めてくれたロルファーのDavid Robinsonにも多くの感謝の言葉を贈ります。

最後に、私自身の身体の痛みが、私を新しいよりよい人生へと導いてくれたことにも感謝します。そして、誰よりも私を中傷する人に最大のお礼をお伝えしたい。私は彼らから、不可能なことを学んできているのです。

目次

第１章
健康な脊柱：構造的に正常な背骨
Our Fine Spine: The Backbone of Structural Integrity

あなたはこれまで脊柱に痛みを感じたことはありますか？　もし、痛みを感じたことがあるならば、今後あなたはその痛みとずっと付き合っていかなくてはならなくなるかもしれません。少なくとも８千万人のアメリカ人があなたと同じような痛みで苦しんでいます。だからあなたは孤独ではありません。その人たちの多くは、痛みが消えた時、その問題も解決しているといった、誤った考え方をしています。しかし、経験豊富な臨床家は、この信仰は幻想に過ぎないことを知っています。我々は、痛み自体と痛みの原因を混同し、痛みがひくと治ったと思ってしまう、ことを"見当違いな希望の誤信"（fallacy of mis placed hope）と名付けました。

椎間の動きに制限があっても、常に顕著な痛みを示すとは限らず、最も都合の悪い時に、突然その痛みが姿を現すのです。たとえば、あなたが友人を歓迎しようと椅子から立ち上がった瞬間、突然腰に刺すような痛みを感じるといったような場合です。腰の痛みは出たり、消えたりしますが、ほとんどの場合、完全に消失することはありません。もし、治療しなければ、その部分は時間の経過とともに悪化し、重力によって身体が犠牲を負うことになります。

手技療法のあらゆる原則や理論は、脊柱が最も重要であり、時には身体の中で治療が必要とされる唯一の領域であるという考えに基づいて生み出されてきています。その分かりやすい概念により、その主張を評価することは難しいことではありません。数多くの人を助けるには、脊柱の機能障害を治療できなければならない、ということを理解するために多くの研究は必要ありません。

もし、あなたが患者に対して非常に高いレベルで身体の協調性やバランスを生み出そうとしているホリスティック医学の臨床家であっても、患者を脊柱の機能障害から解放することができないのならば、セラピストとしての重要な使命を果たしていないことになるでしょう。それについては疑う余地はないのです。たとえあなたの視点がどうであれ、脊柱に関して理解することや良い結果をもたらす治療を施すことは、すべての身体の専門家にとって重要なことです。

痛みを伴う関節を効率的に治療するために、正常な場合にはどのように関節が機能するのか、関節に不具合が生じた時はどのような問題があるのか、そして、その違いをどのように見分けるのかを知っておく必要があります。数多くの理論を読む前に、我々がこれから議論しようとすることについて、あなた自身の脊柱を用いて行うことができる簡単なエクササイズがあります。

立ち上がって、両方の母指をL4-L5の横突起の上に置いてください。この母指を置くポイントが寸分たがわず正確であるかどうかを必要以上に心配することはありません。だいたいの位置に、母指を置くだけでよいのです。

左側に身体を側屈してください。左側に身体を側屈した時、左腰椎はくぼみ、右腰椎は出っ張ります（**図 1.1**）。両母指の下で何が起こっているかを考えてみてください。身体を左に側屈していくにつれて、右母指はわずかに背中側（後方）に押し出される一方、左母指はお腹側（前方）にやや沈みます。

反対方向に側屈すると逆のことが起こるはずです。左母指は背中側（後方）にやや押され、右母指はお腹側（前方）に沈みます。

あなたが感じていることは、身体を曲げる（側屈）につれて、椎骨は回旋するということです。回旋をうまく説明するためには、椎骨は身体を曲げた（側屈）側から前方に回転するということです。つまり立位あるいは座位において、右に側屈すると椎骨は左に回旋し、左に側屈すると椎骨は右に回旋するのです。最初は身体がどのくらい側屈しているかを感じることが難しいのですが、この時点ではそれはさほど重要ではありません。しかし、椎骨の回旋は容易に触診できるはずですから、触診を通じて感じてみてください。椎骨が回旋する方向を知ることは、背中の痛みを治療するための多くの情報を提供してくれます。

もし、患者に腰背部の既往歴がある場合、母指を用いて観察できる椎骨の動きは、左側へ側屈した時と右側に側屈した時とでは回旋の仕方が全く同じではないことに気付くかもしれません。この発見はそれほど驚くことではありません。おそらく、触診をしている椎骨間の可動範囲に制限があり、正常な動きを妨げている可能性があります。もし、椎骨間の一つが制限されていると、一方向に身体を側屈させた時に椎骨はより回旋し、他方に側屈させた際には回旋は少なくなっていることを感じるでしょう。一方向での回旋がもう片方の時よりも大きく感じられ、しかしその患者が腰背部に問題を抱えたことがなくても、パニックになる必要はありません。おそらく、それは指を正確に左右対称の位置に置いていなかったか、椎骨の動きと軟部組織の反応について見分けることができないことからきているのかもしれません。人によっては、脊柱の両側に沿って筋肉組織の緊張が同じでないこともあり、そういった場合、左右それぞれの側屈の際に異なる反応

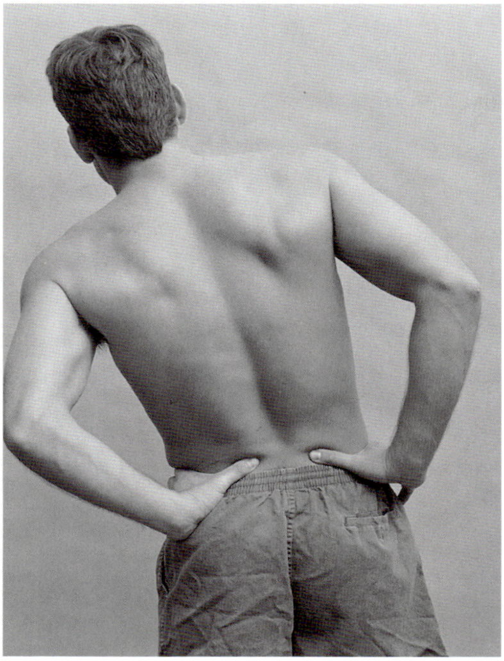

図 1.1

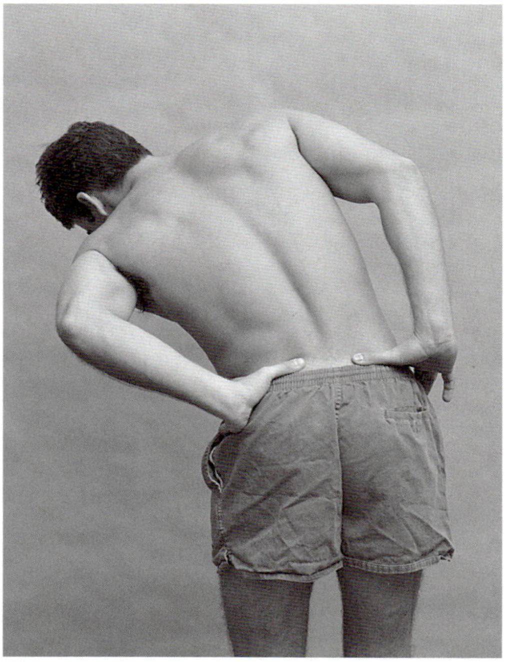

図 1.2

を示すのです。もちろん、目立った中程度の痛みがなくても、あなたの意識に届いていないレベルでの椎骨間の制限を持っている可能性はあります。しかし、もう一度いいますが、パニックになることはありません。今から、こうした問題にどう対処するべきかを学んでいくので心配ありません。

ここまで学んできたことは、側屈と回旋は常に一対の関係にあるということです。次に体験していただきたいことは、胸椎と腰椎においては側屈と回旋は必ずしも同じような対の関係になるわけではないということです。もう一度立ち上がって、両母指をL4とL5のいずれかの上に置いてください。もし、腰背部痛の既往歴があり、現在もトラブルを抱えている場合、次のエクササイズを試すのは躊躇するかもしれませんが、もし可能ならば、最初に前方に身体を曲げて、それから左側に側屈してみてください（**図 1.2**）。左に側屈していくにつれて、左の横突起が母指をやや背中側（後方）に押し、右の横突起上でもう一方の母指がわずかにお腹側（前方）に沈むことに気付くでしょう。この感覚は、前方に身体を曲げた状態で左に側屈するにつれて、椎体は左に回旋するということで、説明がつきます。ここで、前方に曲げた（前屈）状態を保ちつつ、右に身体を側屈すると、椎骨が右に回旋（横突起は背中側に押される）することに気が付くでしょう。次に、背筋を伸ばし、それから後屈してみてください。後屈した状態で、左右に側屈すると、身体を前屈した時と同じことが椎骨に起こることが分かります。左に側屈するにつれて、椎骨は左に回旋し、右に側屈するにつれて、椎体は右に曲がるといった具合です。

立位あるいは座位で脊柱が真っ直ぐな状態をニュートラル・ポジション（中間位）と呼びます。ニュートラル・ポジションにおいて、身体を側屈させた場合、椎骨間は変化しません。身体を前方や後方に曲げた、ニュートラル・ポジションでない状態において、胸椎と腰椎の椎間はかみ合い、椎体を回旋させる方法を変えるのです。

前述の触診の体験から学んだこととして、胸椎と腰椎に関する以下の２つの重要な事実が挙げられます。

1) ニュートラル・ポジションにおいて、側屈と椎骨の回旋は常に反対方向の対をなす。
2) 前屈・後屈といった非ニュートラル・ポジションにおいては、側屈と椎骨の回旋は常に同側方向への対をなす。

従って、ニュートラル・ポジションにおいて、身体を右に側屈させれば、椎骨は左に回旋し、左に側屈させれば、椎骨は右に回旋します。非ニュートラル・ポジションにおいては、右に側屈させれば椎骨も右に回旋し、左に側屈させれば椎骨も左に回旋するのです。

側屈と椎骨の回旋が反対方向に対をなすものをタイプⅠと呼び、両者が同方向の場合をタイプⅡと呼びます。このような脊柱の動きのタイプⅠとタイプⅡといった分類は、正常な動作におけるものです。機能障害は何らかの制限、あるいは椎間関節が固まってしまっている場合にのみ生じるのです。

覚えておくべき重要な点は側屈と椎骨の回旋は、脊柱に沿って常に一緒に起こるということです。椎骨あるいは連なった椎骨は、側屈なしには回旋せず、回旋なしには側屈しないのです。興味深いことに、腰椎は回旋するよりも大きく側屈でき、胸椎は側屈よりも回旋が優位です。頚椎は、ある非常に重要な相において、胸椎や腰椎と異なった動きをみせます。前屈・後屈のどちらにおいても、C2-C7の動きは常にタイプⅠです。頚部は胸椎や腰椎と異なり、それだけで独立した章を割く価値があるといえます。従って、本章の残り部分と次章以降の数章に渡っては、胸椎と腰椎のみに関して論じることにします。

椎間の機能障害を判断したり治療したりする上での基本として、回旋を用いるので、もう少し椎体の回旋の触診について見ていくことにしましょう。もし、あなたが軟部組織専門の臨床家で、これまで椎体の回旋を評価したことがなければ、軟部組織の挫傷や緊張を評価するためのあなたの優れた触診技術は、最初、骨を感じる上で、あなたを惑わすかもしれません。

もし、私が、これまで教えたことのある多くの軟部組織専門の臨床家と同じならば、指に触れている組織の正体を探ろうとした時に、こっちをちょっとつっついてみたり、あっちをちょっと刺激してみたり、指を上下、前後、さらには小さな円を描くように動かして得られる、これまでの感覚に惑わされてしまうかもしれません。

しかしながら、骨を感じようとする時、これらの方法で触診を行うことへのこだわりを捨てなければなりません。その代わりに、指がそれ以上奥に沈まない、明らかな最終地点に到達するまで、組織の中に指が沈み込んでいくように、やさしく、しかしながらしっかりと、そして一貫した圧を加える必要があります。指がそれ以上奥に進まなくなり、硬い停止点を感じたら、骨に到達したということです。この硬い停止点は、緊張した軟部組織とは異なって感じられることでしょう。

触診している椎骨が右に回旋していることを想像してください。組織に母指を沈めていき、椎骨の表面で静止する位置に来た際に、左母指の沈みが止まるより前に、右母指の沈みこみが先に止まることに気付くでしょう。別の言い方をすれば、右母指は、左母指が到達する位置よりもわずかに背中側（後方）かつ際立った骨の出っ張りの上で静止することが分かるでしょう。対照的に、左母指はわずかなくぼみの中に沈んでいくように思われ、右母指よりもわずかにお腹側（前方）に位置するように感じられるでしょう。左右の母指を椎骨に向かって動かす中で組織に注意がいきすぎると、指先が感じ取るものについて、混乱してしまうことになります。

友人か患者に背中を貸してくれるように依頼し、ニュートラル・ポジションで、背筋を伸ばし、楽に座ってもらいます。同じ水平面の高さで、触診している椎骨の横突起のわずかに外方に両母指を互いに向き合った状態で保ちます。母指掌側面が横突起をおおうようにします。平行な位置で両母指を保ち、他の横突起よりも明らかに背中側あるいはより後方に出ている横突起を伴った椎骨を見つけるまで、胸椎上を上下に動かします（**図 1.3、図 1.4**）。確信が持てない程度の違いが見られる椎骨に関しては気にしなくてもよいです。今はそれらを無視して構いません。最も顕著なものだけを探すだけでよいのです。片側で明らかに後方に出ている、あるいは背中側に位置する横突起を見つけたら、回旋している椎骨を見つけていると考えられます。椎骨は、際立った横突起を感じる側に回旋しているのです。隆起している側は回旋している側、ということを覚えておくと簡単です。もし､左側に隆起（右側にくぼみ）を感じるのであれば､椎骨は左回旋しています。右に隆起（左側にくぼみ）を感じるのであれば、椎骨は右回旋しています。

この情報の表現をさらに正確にするために、すぐ下の次の椎骨に対する回旋の度合いを示すべきでしょう。この方法は理に叶っています。なぜなら、最終的な

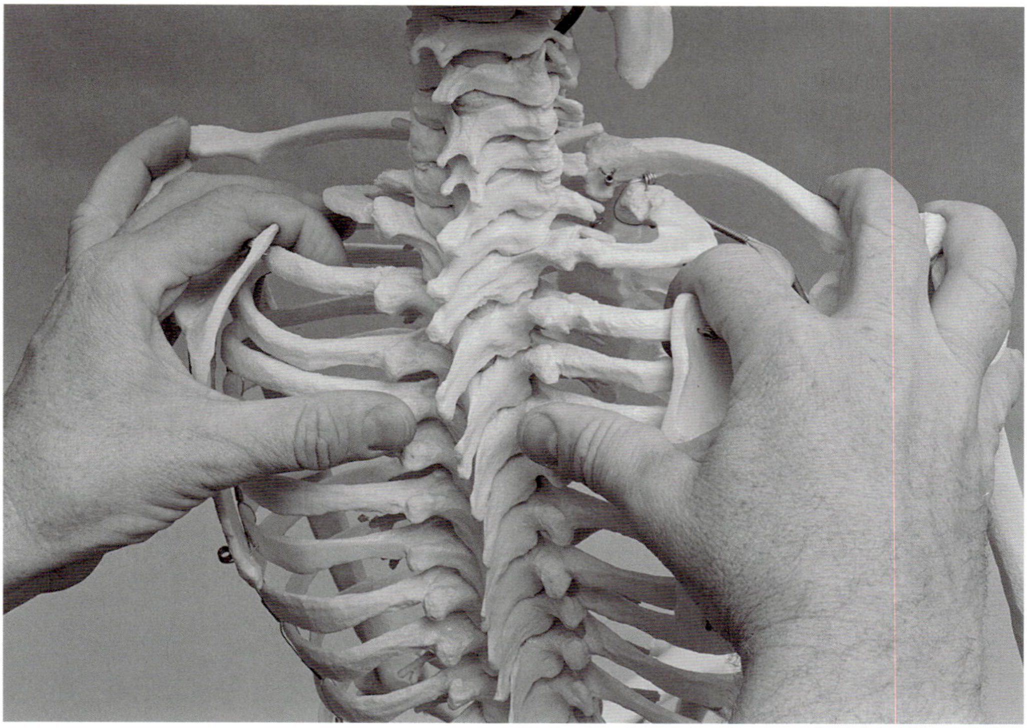
図 1.3

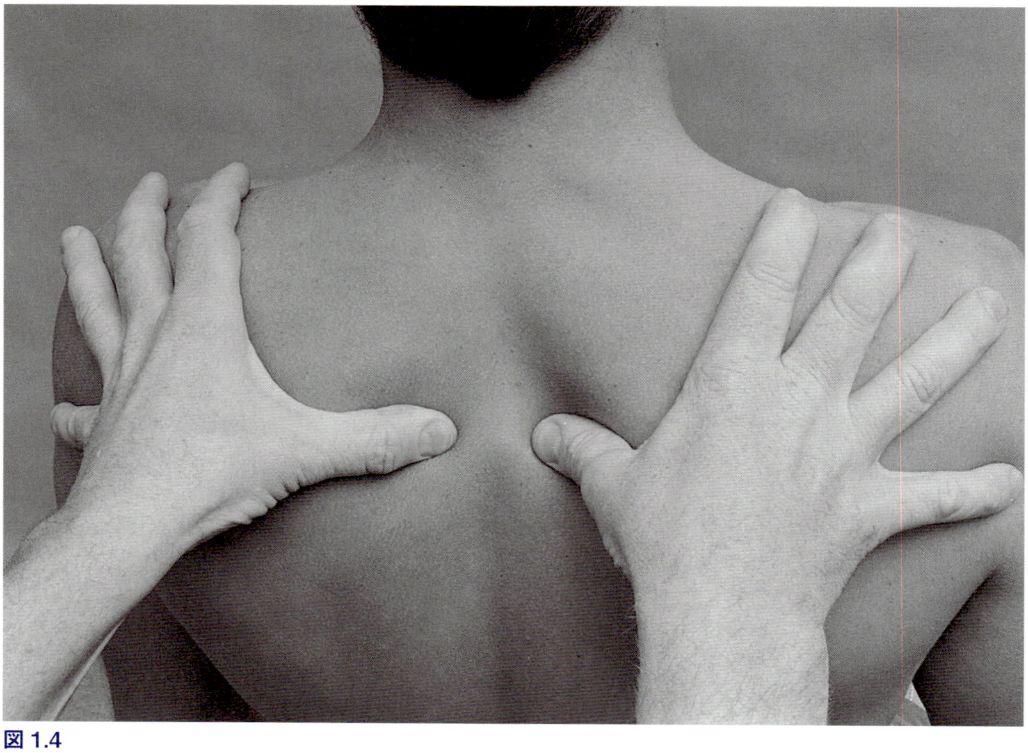
図 1.4

興味は固まった椎間関節であり、2つの隣接する骨なしに関節は存在できません。従って、T7の右回旋を見つけたら、T8の上でT7が右回旋しているということになります。もちろん、あなたが望むいかなる適正な方法で状態を表現しても構いませんし、もちろん、他にもいろいろな方法でこの状況を説明できます。しかし、私はオステオパシーが用いている方法を採用しています。なぜなら、オステオパシーは一貫性と正確性のために、絶えず専門用語を吟味しているからです。

ここで申し上げるべきことは、オステオパシーの表現方法を用いていますが、本書においてオステオパシーのテクニックを論じたり、借用したりはしていません。特記のない限り、本書で学ぶすべてのテクニックは、筆者自身が生み出したものであり、軟部組織テクニックであって、高速度、低振幅の骨に対する手技ではありません。

多くの異なる背中で回旋に対する感覚を試してみてください。常に最初は胸椎で最も明白な回旋がどれなのかを調べることから始めてください。座位での胸椎回旋は腰椎の回旋よりもはるかに簡単に感じとれるはずです。そして何よりも、指が椎体の回旋パターンをはっきりと捉えられなくても思い悩まないことです。感触に対する自信がついて来れば、不明瞭な場合での感覚の敏感さも増してきます。

胸椎に対してある程度の自信を得てから、腰椎の回旋に対する感覚に挑戦してみてください。最初は座位で回旋を感じて下さい。それから治療用ベッドの上で患者役のモデルに腹臥位になってもらい、その状態で同じ部位を感じ取って下さい。

座位において起立筋は真っ直ぐな姿勢を維持するために作用しています。また、多くの人の背部の筋肉は過剰に発達しているので、これらの筋肉を通してその下にある骨を感じ取ることは、困難であることにあなたは気付くでしょう。腹臥位で横突起を感じ取ることのほうがはるかに容易であることが分かると思います。

どの椎体を触診しているかをよりはっきりと判断するために、正確な位置を把握するためのいくつかの目印が必要です。腸骨稜から脊柱に平行線を引くと、L4の棘突起に行き当たります（**図 1.5**）。そこから棘突起を1つ下がることでL5を発見することができますし、上に上がれば、L3、L2、L1を特定することができます。

T1をみつけるために、最高の推測で、あなたがこの辺りがC6だと思われるところに指を置いてください。その上で、頭部と頚部を後方に曲げてもらってください。頭部と頚部を曲げた時にC6の上に指が置かれていれば、明らかに指は前方にずれるはずです。もし、C7の上に指が置かれていたら、動きません。もし、モデルになってくれる人がいなくても、自分自身で試してみることができます。

いったんC6を突き止めれば、下に指を滑らせながら下の棘突起を探すことで、T1、T2などを簡単に見つけることができます。後方屈曲によるこのC6の前方すべりテストは、ほとんどの人の頚椎の位置を把握する上で有効です。しかしながら、頚胸椎の接合部が固まってしまっている場合、このテストが役に立たないケースがあることは頭に入れておいてください。脊柱の位置を把握する上で他に役に立つ目印は、肩甲骨の下角です。下角から脊柱に平行線を引くと、そこがT8付近に当たります。

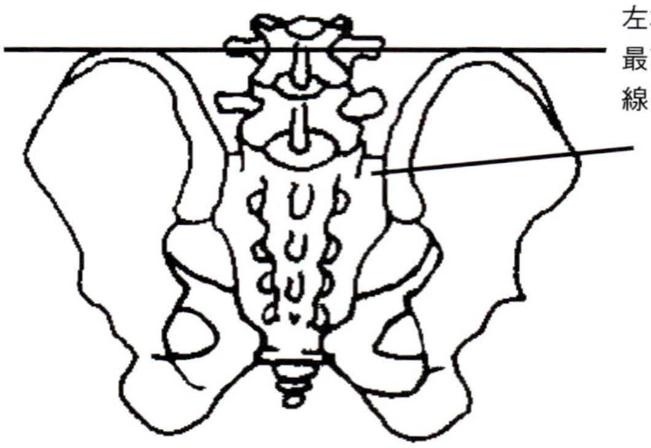

図 1.5

簡易な間接的テクニック

ここまで椎骨回旋の触診を体験してもらいましたが、次に椎骨の回旋を元に戻すための簡易な"間接的テクニック"を実践することで、より脊椎に関する知識を増すことができます。このテクニックは、様々なセラピストによって発見されたものです。モデルに楽な姿勢で座ってもらってください。そして、胸椎の中で１番顕著に回旋している椎体を見つけてください。ここではT5の上でT4が右回旋していると仮定しましょう。右母指は隆起（飛び出している、背中側に回旋している横突起）の上で静止し、左母指はくぼみ（胸側に回旋している横突起）で静止することを感じ取れるでしょう。

このテクニックを始めるために、まず約1kg程のソフトで、しっかりとした圧を左母指を用いながら、左の横突起を胸側（前方）に押し込むようにかけてください（**図 1.6**）。胸側（前方）の横突起をさらに前方に押し出すという考えは、感覚的にはいくぶん奇妙なもののように思えるかもしれません。回旋してしまっている腰椎を元に戻すには、機械的に考えると、右の横突起を前方に押すほうがより理に叶っていると考えるかもしれません。しかしながら、身体は機械ではなく、セラピストが加える圧に対して非常に興味深い反応を起こします。これは"間接的テクニック"と呼ばれています。なぜなら、押したり突いたりする高速度、低振幅のテクニックを用いての脊柱上での変化を直接的に強制するものとは相反するものだからです。間接的テクニックは、機能障害が生じている部分をさらに押

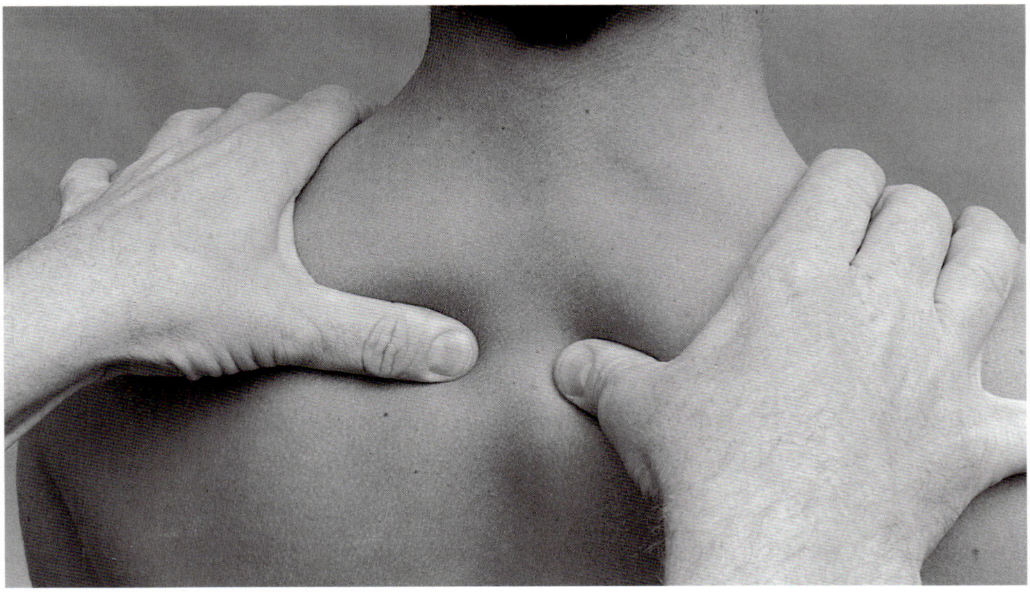

図 1.6

し出すことで、正常なポイントに戻るようにするのです。なぜ、このテクニックが機能するのかについてここでは考え込む必要はありません。左胸側（前方）にある横突起をさらに前方に押すことに対して、モデルの身体がいかに反応するかを楽しむだけでよいのです。

T4 の左横突起に圧を加えた時、船だまりからボートを押し出すのを想像してみてください。あまり早く、強く押すと、抵抗感を感じることになるでしょう。しかし、ゆっくり、やさしく、しっかりと押した場合、ボートはほとんど努力することなしに、船だまりから移動することができるでしょう。左横突起を前方に押し始めた時、数秒間は何も起こらないかもしれませんが、圧を加え続けていると、右母指が少し後方に動き始め、それにつれて、左母指がやや前方に沈み始めることに気付くはずです。実際、T4 がさらに右回旋を始めることが感じ取れるかと思います。側屈を始めることすら感じるかもしれません。心の中に描く背中で、船だまりからボートを押すイメージを持ち続けることです。そして、圧を加え続ける中でも、決して無理やり結論を導いてはいけません。T4 が止まるまでただ押して、その動きに従いましょう。T4 が止まる前に、奇妙で予期せぬ形で、椎骨が回旋と側屈を起こすかもしれません。それに関して心配したり、質問したりする必要はありません。T4 が止まるまで、ただこの動きに従います。

しばらく、T 4 は右回旋をし続けるでしょう。時には母指の下にちょっとした脈拍の感覚を伴う間が生まれるでしょう。その時点では少し待ってみてください。やがて、あたかも左回旋へと動いていくかのような、逆回旋し始める椎骨の動きを感じ取れるでしょう。最終的にT4が止まる前に、左や右、さらに別の奇妙で予期せぬ方向への屈曲と回旋を感じるかもしれませんが、それでいいのです。T4が回旋しなくなった時、これらの動きは止まるでしょう。また、止まった時に、母指の下に組織のなめらかさが感じられるでしょう。もう少し待っていると、母指の上、あるいは下に伸びた脊柱を感じるでしょう。そして椎骨のリリースに応じて、垂直線に沿って身体が整然と真っ直ぐになり軟部組織の緊張が解かれ、矢状面に沿って身体が調整されたことを感じたら終了です。もし、そのような変化を感じられなくても心配はいりません。母指が身体に接触している限り、あなたの感覚の有無にかかわらず、椎骨周辺の軟部組織の緊張は取れ、正常な状態に戻るでしょう。和らぐのを待ち、さらにもう少し待ってみてください。それからもう少し長く待ってみてください。このテクニックを用いることで、緊張を解きほぐすとともに、身体が垂直方向へ調整されていき、この直立性の効果を実感できることでしょう。

あなたの介入に対して、いかに身体が反応するか、もしくはしないかを感じることができるということは、テクニックを学ぶ上で非常に役に立つ技術であり、また身体のどの個所が介入を必要としているかを、瞬時に見分けられるようになることでしょう。

興味深いことに、身体は矢状面での調整だけでなく、同時に、水平面や前頭面でも調整をします。この直立性の関係性の有無を知ることはどの時点で施術を終わるべきか、また次はどこを施術すべきかを教えてくれます。

ここまで学んできたシンプルなテクニックを実践し、できる限り多くの情報を感じ取れるようになれば、施術についての多くの興味深い門戸を開くことに結びつくことでしょう。しかしながら、この間接的テクニックは、他の多くの間接的テクニック（いわゆる、緊張を解きほぐすテクニック）と同様に、必ずしも効果的なわけではありません。時にはこのテクニックによって簡単に、かつ驚くべき結果を得られるでしょうが、別の機会では、わずか数分ないしは数時間のうちに、問題点が再び現れることに気付かされるでしょう。

この種のテクニックが抱える欠点は、腰背部痛の最も重要なポイントである椎間関節の制限への働きかけが欠けていることが挙げられます。ほとんどの間接的テクニックは、軟部組織や固まった椎間関節の周囲にある椎骨を緊張から解きほぐそうとします。しかしそれだけでは固まっている関節が解決されていないので、問題はたちまち再発するのです。椎間の動きの制限に対処するために、まず固まっている椎間関節がどのように作用しているかを理解する必要があり、次にその固まった関節をどのように治療するかを解決するための軟部組織からテクニックが必要となってきます。これを次章以降、2つの章にかけて習得していきましょう。

第2章
腰痛時、患部はどのような状態なのか?

Where does your back go when it goes out ?

これまでに患者から何度この驚くべきコメントを聞いたでしょうか？

「物を拾おうとしたんだ。突然、腰の奥（内部）で何かがずれた（滑った）感じがして、次の瞬間にひどい痛みで膝まずいていたんだ！」

いかに脊柱が危険にさらされているかということについて、様々なレベルの、相反する説明が存在していますが、それらの説明の重要な点は、椎間関節が前屈や側屈で噛み合うだけでなく、その動きによってすでに悪化しているものを深刻な状態にしてしまうことがあるということです。

前屈ないし後屈してから側屈した時に、腰部は危険にさらされます。患者をニュートラル・ポジション（座位もしくは立位で背筋を楽に伸ばした状態）にした状態で、これらの不幸な状態について調べると、一つあるいは複数の腰椎の椎体が動かなくなっていて、側屈と回旋が同方向に起こっていることを見つけるでしょう。正常なら、ニュートラル・ポジションにおいて、胸部と腰部の椎骨は同方向には動かないはずです。従って、ニュートラル・ポジションにおいて、椎骨が同方向に側屈・回旋して動かない状態の人をみつけたなら、その人は、おそらく痛みを抱えていると言えるでしょう。

この点において、あなたは考えるかもしれません。

「ちょっと待て、もしこの本の著者が言っているように、側屈よりもはるかに簡単に回旋が認識できるのであれば、一体どのように椎骨が側屈と同方向、あるいは反対方向に回旋するかどうかを知ることができるのだろう？」

答えは簡単です。ニュートラル・ポジションにおいて、同方向に側屈と回旋している時は、椎間関節の制限がそこに存在するのです。椎間関節が制限されているので、その個所では正常な動きが損なわれているのです。もし、椎間関節が固まっていたら、椎骨は後屈や前屈において正常には動きません。制限のある椎間関節は、患者が前後に身体を曲げた（前・後屈）時に、軸点として作用し、椎骨を誤った方向に動くことを強制します。前屈・後屈時に、この動かなくなった椎骨の軸点の周りでどのように椎骨が回旋するかを感じとることによって、どの椎間関節面の動きが制限されているか、またどのように制限されているかが、正確に分かるようになるでしょう。いったんこれが分かってしまえば、それを治療するのは簡単かつ明白です。

しかし、椎間関節の制限テストについて考える前に、重要な臨床的質問について取り上げてみましょう。不具合が生じた時、患部はどのようになっているのでしょう？　この質問は、「立ち上がった時に、膝はどこに向かっていくのか？」、あるいは「火が消えた時、その火はどこにいってしまうのか？」といったような奇妙な問いかけの一つで、それはまるで答えがあるかのようですが、そうではありません。私はこの種の質問には答えません。誰にとっても答えるのが難しいからではなく、混乱を引き起こす質問だからです。

このような質問について述べたのは、これから脊柱の機能障害に関する特性について重要なお話をするためです。セラピストやセラピストでない人も、「あなたの背中はずれている」という物言いで腰背部の痛みを説明する傾向があります。しかし、この表現は不正確で、全くの見当違いですらあります。大事なのは、患者の脊柱のずれではなく、患者の痛みに関連する椎間の制限や機能の消失があることです。治療は元の位置に戻すことではなく、制限されている椎間をリリースすることによって機能を回復させることです。椎間の制限からリリースされた椎骨がどのように動くかは、人によって全く異なります。同様に、椎骨を元の位置に戻すことができたとしても、椎間の制限をリリースしなかった場合、その患者の腰背部はまだ機能障害の状態であり、痛みが再発するまでにそう長い時間はかからないでしょう。

第１章で紹介した、簡易な間接的テクニックを体験していれば、このテクニックがすべての状態に対して必ずしも効果的ではないことは、すでにお分かりでしょう。その理由もこれでご理解いただけるかと思います。

いくつかの椎骨の機能障害は、椎骨の位置はほとんど影響していません。例えば、脊柱の両側にある椎間関節面に動きの制限が存在することがありますが、椎骨は触診で分かるような異常な位置（回旋と側屈）を示さないのです。両側の動きが制限される時、患者はその部分に痛みを感じたり、機能障害が発生したりするのです。

繰り返しますが、治療の目標は椎間関節面の制限を取り除くことであり、それによって適切な機能を回復することができるのであって、椎骨の位置を変えることではないのです。回旋していながら、適切な機能を維持している椎骨を何度となく目にすることがあるでしょう。これは椎間関節や筋筋膜の制限が患部において動きを妨げていないからです。人の構造はその人独自のものであり、また重力やストレスに適応する方法に関してもその人唯一の方法で適応しており、現在の椎骨の位置こそがその人にとって正しいと言えるでしょう。他のいかなる位置では、機能的には成り立ちそうにありません。故にその人の椎骨をどこか理想的な位置に強制的に変えたとしても、おそらくそれはかえって痛みを生み出してしまうだけでしょう。

関節のマニュピレーションの役割や人体の構造や分節の位置的役割を、さらにより明確に理解するために、生理学者 I.M.Korr の言葉を振り返ってみることはとても役に立つことでしょう。区分化されていない、人間の動作の“交響曲”が脊髄やそれより高次の中枢によって考えられ、実行されているかを以下に論じています。

彼によれば：

> 重要な点は、これらの動作パターンは脊髄を上下するニューロンに影響を受けているということです。それぞれのニューロンは、動きによって必要とされるパターンに基づき、呼び出されるのです。ニューロンが脊髄のどこに位置しているか、ではなく、どの組織を支配しているかに応じて活性化されます。ニューロンがどこの部位で“生きている”のかは重要ではありません。
>
> このことは我々に興味深い矛盾を提示しています。脊髄によって仲介される活動の正常なパターンは、本質的には区分化されていないのですが、脊髄は明らかに区分けされていて、医師は区分けされた関係性に非常に関心があります。日常の生活においては、そういった区分けは表面には出てきません。
>
> この矛盾の理由は、比喩によって1番分かりやすく伝えられるかもしれません。よく訓練された人々によって美しく行われるパレードを考えてみてください。そこでは、たくさんの縦横の列は、パレード全体のパターン化された行動として見られます。個々の列でも、ましてや個々の行進者を見るわけでもなく、パターン化した動きを見るのです。しかし、何かが狂って、行進者の一人が歩調を乱すと、たちまちその列は目立ってしまいます。他の行進者が協調しても埋め合わせをすることができず、やがてどちら側の列も混乱に陥ります。その結果、脊椎における分節レベルでの問題として見えてしまうのです。
>
> この矛盾をどのように理解すればよいのでしょう？　まず、区分けされたものは、脊髄を収納し保護したりするプロテクターで、脊髄そのものが分節化されているわけではないのです。分節は神経線維を集めて神経根や神経というケーブルにしたもので、それが各組織を支配するよう

になっていると考えるとよいでしょう。分節されているのは、神経の出入り口のところであり、脊髄の機能自体ではありません。

Korr博士の“パレード行進者”の素晴らしい例えから、脊椎のマニピュレーションは位置を替えたり、元の場所に骨を戻したりといった簡単なものではないことがお分かりいただけたかと思います。

脊椎マニピュレーションの究極の目的は、正常な動きのパターンの回復です。分節を理想的な位置に戻すことではありません。また、理想的なパターンの動きをする脊柱を作ることでもありません。椎骨の各分節あるいは椎骨群は、Korr博士の言葉を引用すると、「分節の問題として見えてしまう」ようになった時、私達は脊柱全体の動きのパターンの喪失を認識するのです。我々が目にするものの一部は、構造や動作の全体的な連続性の中での破損や固定です。連続性や適切な動きの喪失を目にしているのです。「分節の問題として見えてしまう」状態は、しばしば筋筋膜、靭帯、関節のシステムが固くなった結果として現れます。こうした固くなった状態は、様々な局所的停滞を生み出し、全身の統合した正常な動きを妨げるようになっていきます。

この新しい理解を踏まえて、身体をかがめた時に背部に痛みを生じる人々について再考してみましょう。彼らは皆、最初に痛みを経験する前、腰背部の問題が進行していく途中まで調子が良いのです。

たとえば、お湯を沸かすためにストーブの上に水を置いた時に、一体何が起きるのか考えてみて下さい。温度を上げ、水は増々熱くなっていきます。ある温度の閾値を超えると、突然、沸騰します。もし水が意思を持っていたら、最初に沸騰した時、「びっくりしたよー、最初は、コンロの上でリラックスしていたんだけど、少し足もとに熱を感じて、そしたらそのあと突然沸騰してしまったんだ」。これと同様に、患者の腰背部は腰痛発症に向かって加熱された状態だったのです。

筋筋膜・靭帯・椎間関節での制限は、すでに存在していたのです。身体ではより大きな不均整の全体的なパターンが存在していたのです。おそらく脚力は弱く、身体を十分支えてはいなかったのかもしれません。古傷や重力が原因となった機能障害もあったかもしれません。椎骨は調子の良い時から、よりタイプII（側屈と回旋の方向が同じ）の位置に近い状態に変化していたのかもしれません。患者が何かを拾おうと、かがんでわずかに側屈することで、危機的な閾値を超え、それが起こってしまったのです。この動作の中で、椎骨は正常なタイプIIの位置と比較してあまりにも早く、かつ遠くへずれていってしまったのです。神経系は危険を察知し、筋肉に強いスパズムを起こすことによって、椎骨をタイプIIの位置で固くさせてしまい、椎間関節の制限を作り出したのです。もちろん、腰背部を硬直させてしまう方法は、他にもあるわけですが、この簡単なケースは椎間関節

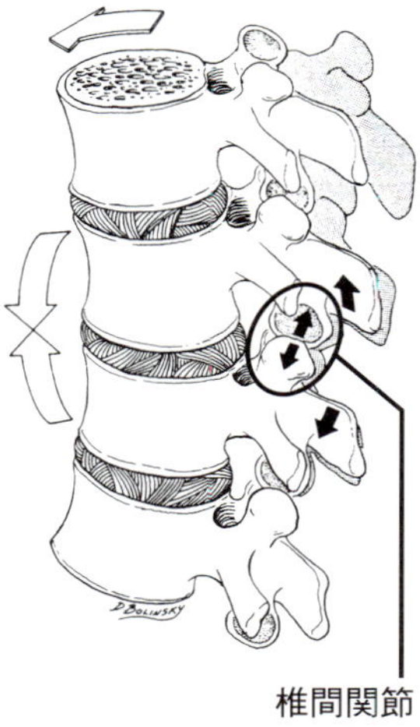

図 2.1

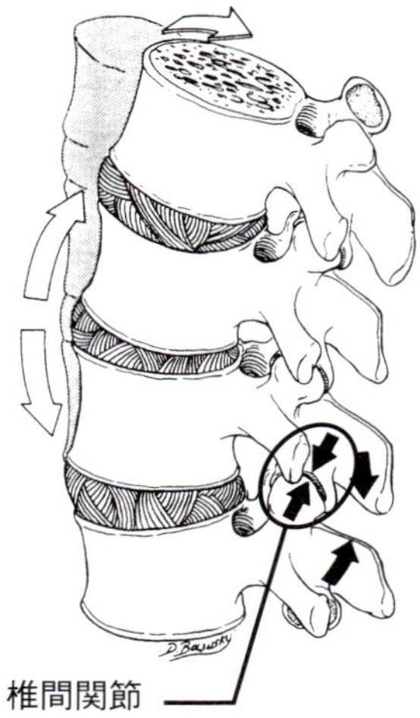

図 2.2

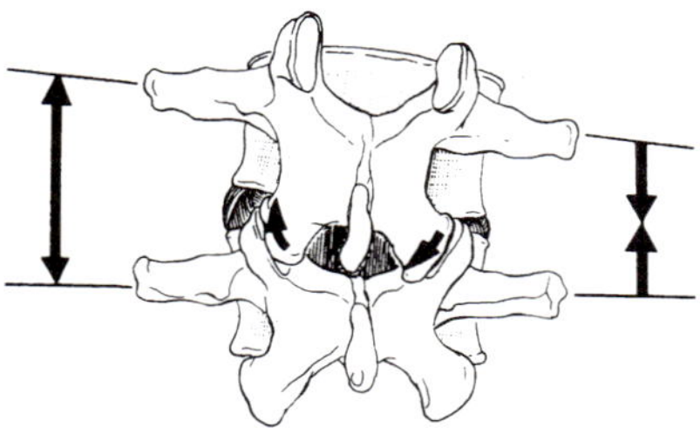

図 2.3

がどのように制限されるようになるかを理解する上で役に立ちます。重要なのは固まってしまった椎間関節は、歩行時や他の動作形態において動作制限を引き起こし、脊柱の他の部位にも悪影響を及ぼします。そして他の椎間関節の制限へと波及するのです。

もし、脊柱に椎間関節の制限が見られなければ、前屈時に椎間はアコーディオンのような型で滑りながら開き、後屈時には滑りながら閉じます。前屈するにつれて、それぞれの椎骨は、その下にある椎骨との関係で、わずかに上方およびお腹側（前方）に滑るのです。後屈時は反対のことが起こり、それぞれの椎骨は、わずかに下方および背中側（後方）に滑るのです。

ここで、もし椎間関節に制限が見られる場合、前屈や後屈時に椎間関節は固定点として働くことで、椎骨が回旋を強制されます。椎間関節が制限されている側は、前屈や後屈中は固定されたままとなり、もう一方の側は、回旋、もしくは元に戻るように思われるのです。別の言い方をすると、椎骨の一方の側は固定された軸点としてとどまり、もう一方の前屈や後屈で前後に動くのです。

図 2.1 と図 2.2 は、前屈と後屈の椎間関節への影響を示しています。後屈時は椎間関節はクローズド・ポジションに向かってすべり、前屈時にはオープン・ポジションに向けて滑ります。

図 2.3 は機能障害の椎骨を表しています。ニュートラル・ポジション時の２つの椎骨を示しています。上の椎骨は右に回旋した状態で、かつ、右側に側屈した状態になっています。左の椎間関節はどのように滑りつつ開いているのか、また右側の椎間関節がどちらの方向に滑りながら閉じているのか、に着目してくださ

い。今、タイプⅡ（側屈と回旋の方向が同じ）の機能障害を見ているので、片側が制限されているはずです。左椎間関節が固定され開いた状態で固まっているか（屈曲または前屈）、右椎間関節が固定され閉じた状態で固まっているか（伸展または後屈）かのどちらかです。

さて、どちら側の椎間面が固まっているのでしょうか？　制限されている椎間関節は、固定された軸点を生み出すことを思い出してください。その軸点の周囲で、椎骨は前屈や後屈の際に回旋を余儀なくされています。従って、もし椎骨横突起の上に母指を置き、前屈や後屈の際に、回旋や回旋しながら戻る動きがどのように起こっているかが分かれば、どちらの椎間が固まっているかを決定することができるでしょう。左椎間関節が開いて固まっている状態か、右椎間関節が閉じて固まっている状態かが分かるはずです。そして、いったんどちらの椎間がどのように制限されているかが分かってしまえば、簡潔かつ容易にそれらの問題を解放することができるでしょう。

しかし、その検査法をどのように行うかを学ぶ前に、まず椎間関節の制限を解放するためのテクニックを探求してみましょう。セラピストにとって、どの椎間関節が固まっているかということに関する正確な知識を持たないまでも、簡単にできる椎間関節のリリース・テクニックを学ぶことは、その検査法の応用方法の触診上および概念上の理解を深める最上の方法です。多くのセラピストは、まず手に覚えさせてしまえば、その理論を頭で理解するのに多くの時間を要しないことを知っています。

ここで学ぼうとしているテクニックは、椎間関節の制限にアプローチするための、ある種のショットガン的方法です。学習的観点から見た場合、試行錯誤的なアプローチであるため、かなり効率よく動きを学ぶことができるでしょう。

椎骨が回旋しているのを見つけた場合、タイプⅡで固まっているとしましょう。もちろん、回旋している椎骨は機能障害を引き起こしていないことになるかもしれません。もし、その椎骨がニュートラル・ポジションで同側に回旋・側屈状態に陥っているのでなければ、このショットガン的アプローチによる試みは、あなたとあなたの患者が時間を無駄に使ったということになるでしょう。

回旋している椎骨とそれに伴う椎間関節の制限は、春に咲く花々よりも、もっとよく見られるもので、実際に患者の痛みの元に指を置き、このテクニックを応用することで、患者をこの苦痛から解放してあげることができるかもしれません。

もし、あなたがみつけた回旋している椎骨がニュートラル・ポジションにおいて、同側に側屈および回旋していたら、その椎間関節の動きは制限されており、タイプⅡの機能障害を持っていることになります。椎間関節は横突起が突き出ているほう（回旋しているのと同側）と同じ側で、閉じた状態で固まっているか、あるいは突き出た横突起の反対側（回旋しているのと逆側）で開いた状態で固まっているか、のいずれかであるはずです。

開いた、あるいは閉じた状態のいずれかの位置で固まっている椎間関節をリリースするためのテクニックはシンプルです。どちらの椎間関節が制限されているかが分からないので、両側がそれぞれ動かなくなっているという想定で単純に双方を治療します。

ここで、T4の上でT3が右に回旋していることを発見したとしましょう。もし問題が右の椎間にあるならば、それは右の椎間が閉じた状態で固まってしまい、前屈で開かないからです。もし、問題が左の椎間ならば、それらは開いた状態で固まってしまい、後屈で閉じることができないのです。

まず、右の椎間関節から始めてみましょう。

患者が座っていたら、前屈位に身体を丸めてもらいます。こぶしか肘を、椎間関節が閉じた状態で固まっていると推測される、右脊椎溝※に置きます（**図 2.4**、**図 2.5**）。

ゆっくり、かつしっかりと椎間関節に２～５kgの継続的な圧をかけ、こぶしまたは肘をこれ以上進まなくなる位置まで沈めます。圧をかけている組織がほぐれてくるまで待ちます。固まってしまっている椎間関節のリリース後に、矢状面に沿って、身体が伸びて、正常な状態に戻るように自身のバランスを調整する中で直立性の効果を感じられるかみてください。

それから、患者を座位でニュートラルの位置に戻してください。

こぶしか肘を左側の開いた状態で固まっていると推測されている椎間関節の椎間溝の上に置いて下さい。

ゆっくり、かつしっかりと２～５kgの圧をかけながら、患者に後屈してもらってください（**図 2.6**）。

こぶしか肘が進まなくなる位置まで沈め、組織がほぐれるまで待ってください。先程と同様に、固まっている椎間関節がリリースされた後に、矢状面に沿って身体が伸びて、正常な状態に戻るように自身のバランスを調整する中で、直立性の効果を感じられるかみてください。

このテクニックを両側に行った後、T3の回旋が消失していることを確認してみてください。閉じた状態で固まっている関節と、開いている状態で固まっている関節とどちらかをリリースするにしても、継続した圧をかけ、動かなくなって

※**脊椎溝**：原本では「Spinal groove」となっており、「Spinal」は脊椎（脊柱）、「Groove」は溝ということで、「脊椎溝」と訳しました。「脊椎溝」という言い方は解剖書にはなく、本文には「脊椎溝（Spinal groove）は棘突起と脊椎横突起の間にあります」と述べられています。

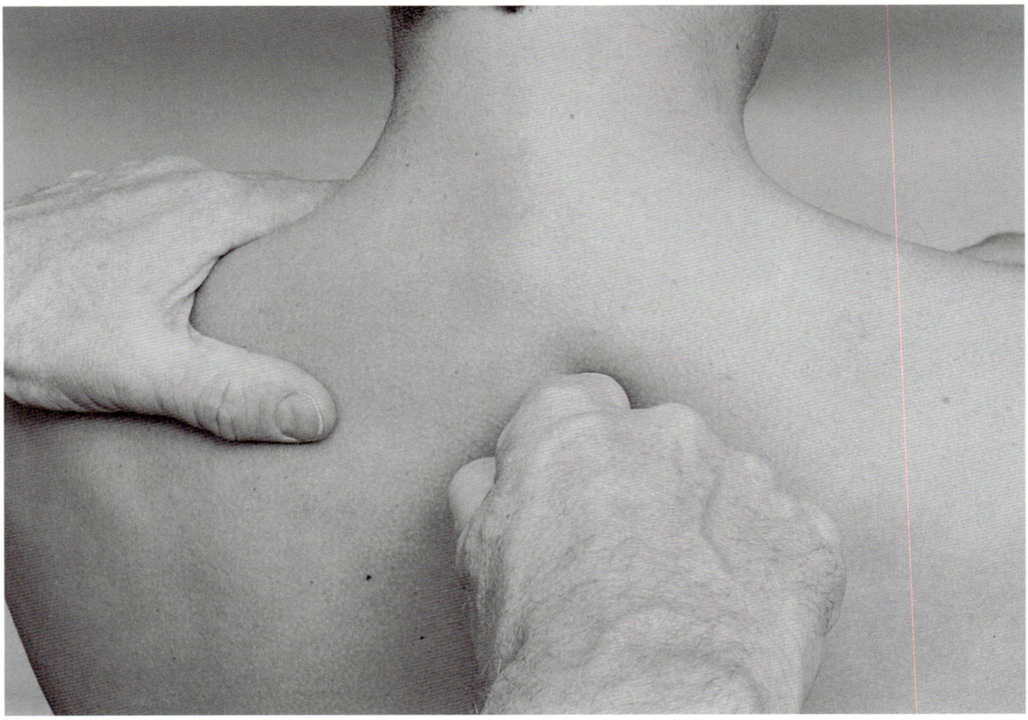

図 2.4

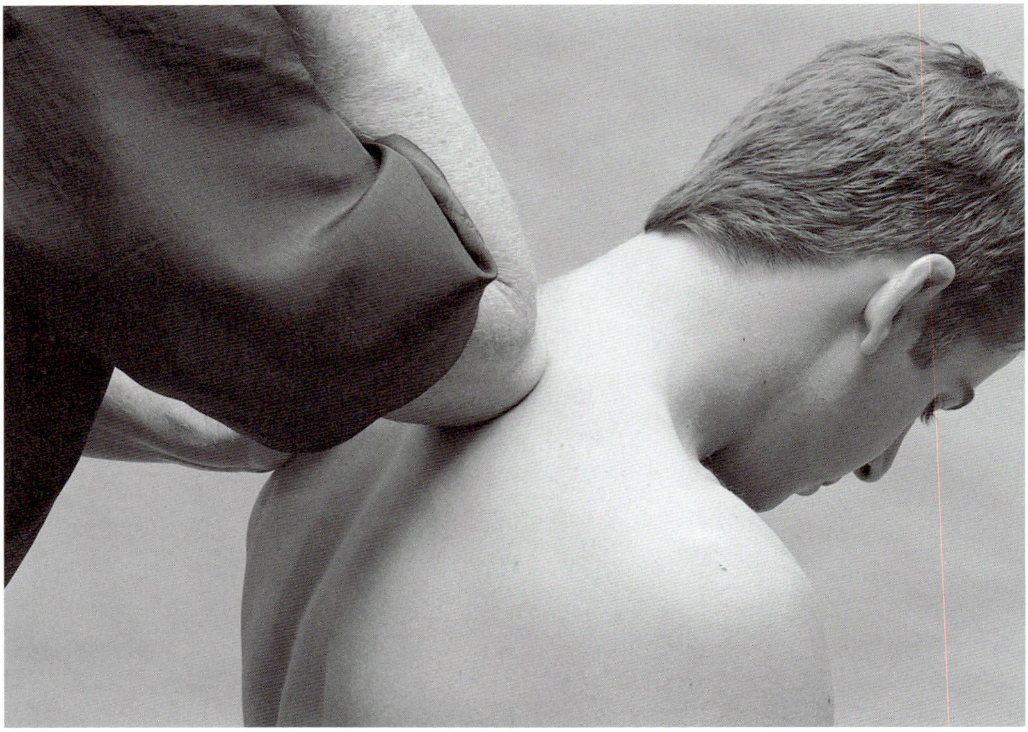

図 2.5

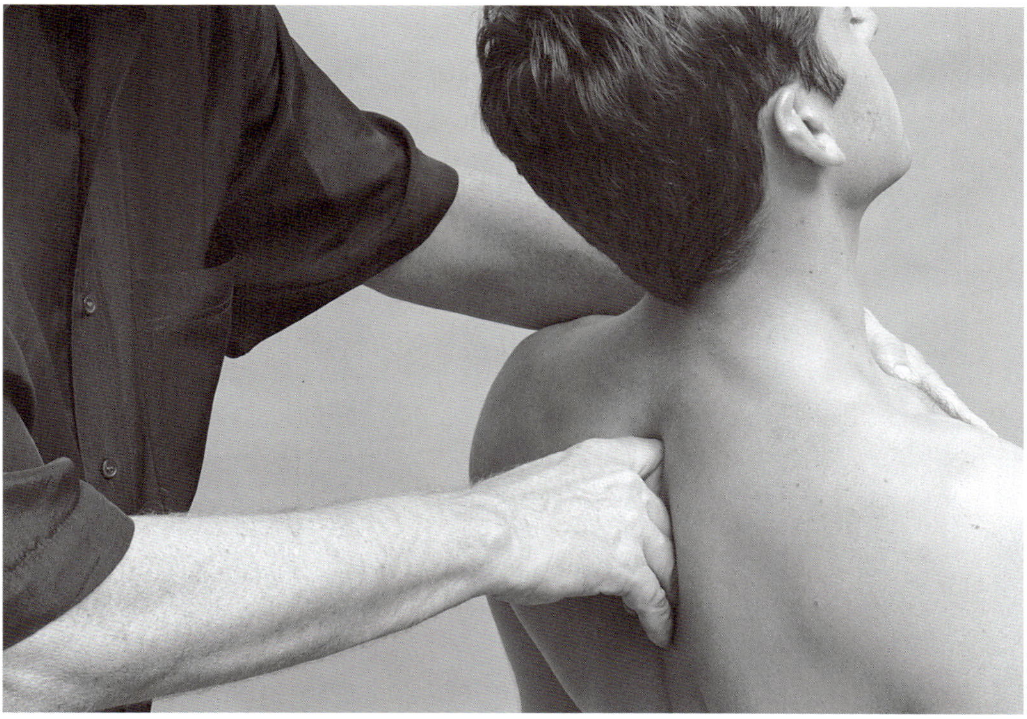

図 2.6

いる椎間関節がリリースされた後に、矢状面に沿って身体が伸びて、正常な状態に戻るように自身のバランスを調整する中で直立性の効果を感じられたら、十分リリースされたといえるでしょう。時間と練習に伴って、実際に椎間関節が開いたり閉じたりするのが分かるようになるでしょう。

しかし、このテクニックが機能するためには、必ずしも椎間関節のリリースを感じる必要はありません。椎間関節がリリースされるのを感じることを学んでいくと、当然の結果として制限のない椎間関節に圧をかけても、指の下ではほとんど何も起こらないということを感じるようになるでしょう。やがて、椎間がリリースされ、組織が緩み、身体の伸びや矢状面に沿った椎骨の状態が正常化するのも感じられるようになるでしょう。

痛みや圧痛は必ずしも評価を行う上で1番良いツールであるとは限りませんが、問題がある椎間関節の周囲の関係した軟部組織は、圧をかけた際には圧痛があったり、痛みが起きたりします。

最初に患者を座らせ、胸椎のこのショットガン・テクニックを練習してください。次に腰椎で練習しましょう。腰椎で回旋を感じる能力に自分でより自信が持てるようになるまで、腹臥位で感じるものと、座位で感じるものを常に比較、確認してください。いったん、腰椎が回旋していることに確信が持てるようになっ

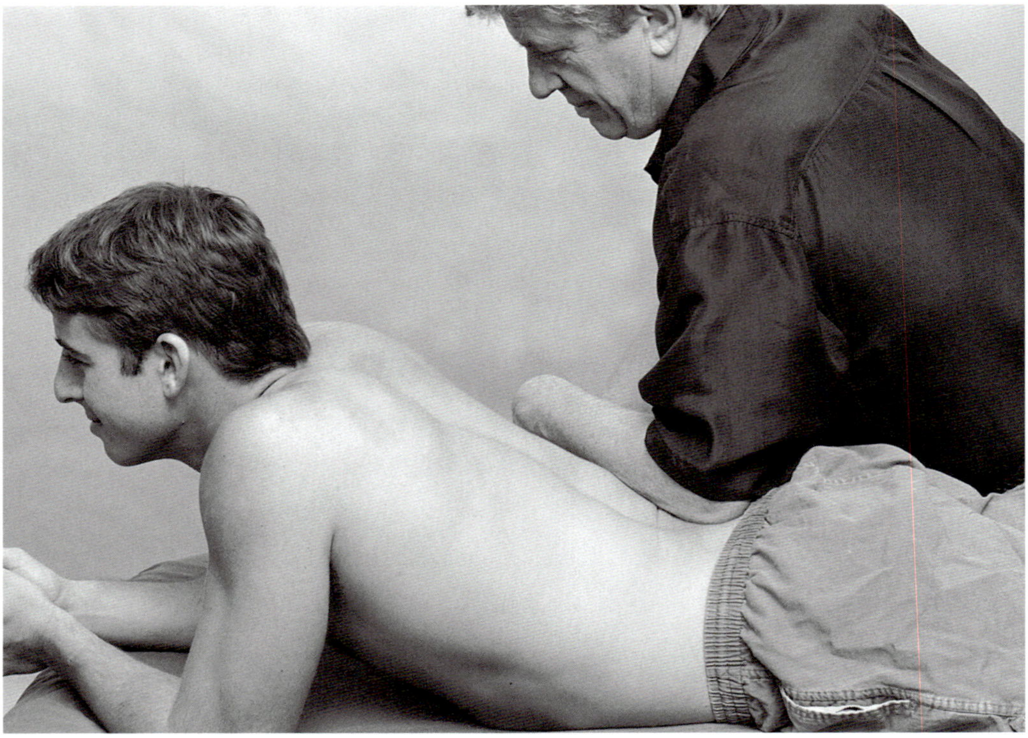

図 2.7

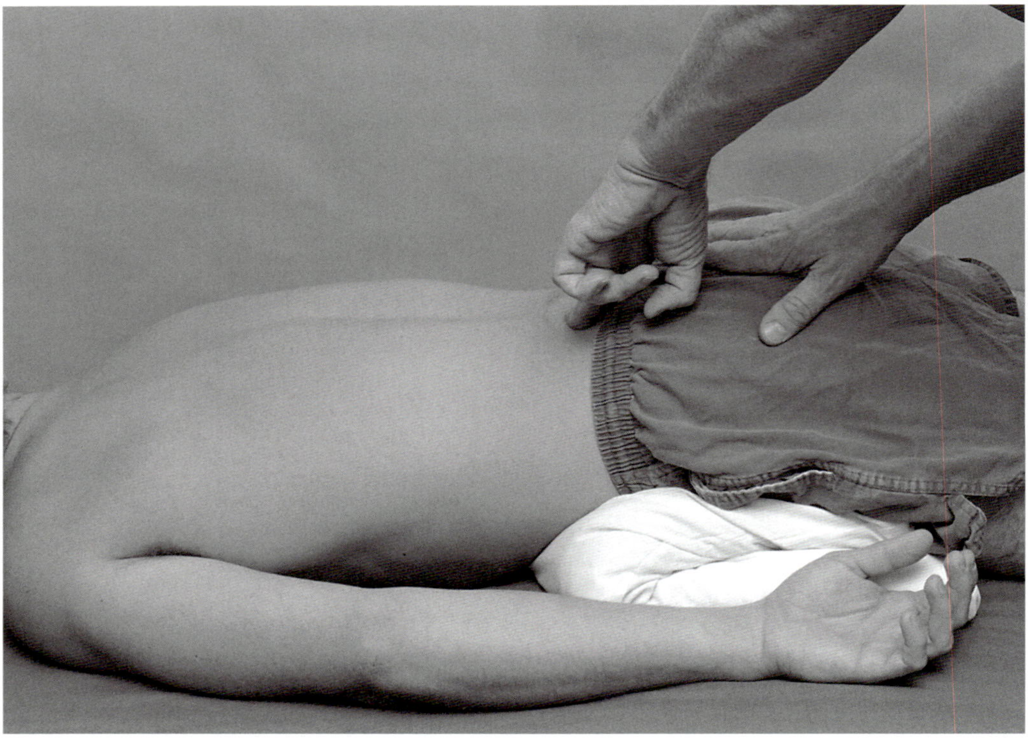

図 2.8

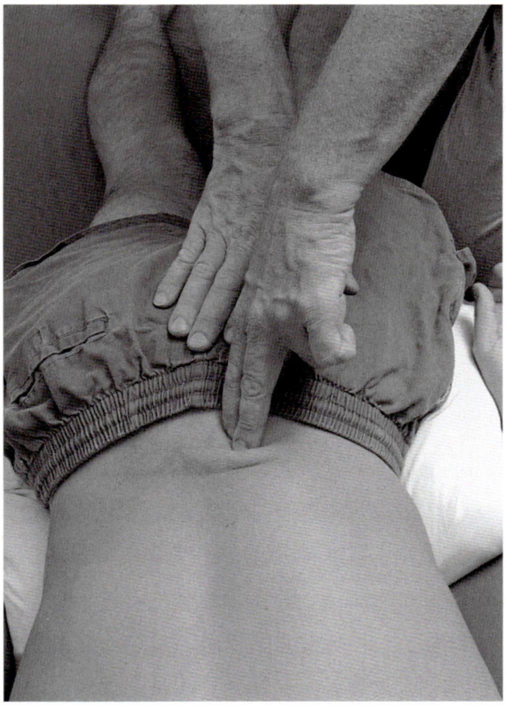
図 2.9

たら、椎間関節制限のある胸部椎骨をリリースするために学んだものとほぼ同じ方法で、座位でリリーステクニックを用いることができるようになると思います。

腹臥位でも患者の腰椎椎間制限をリリースすることができます。

L5 が左回旋していると仮定します。右椎間関節が開いた状態で動かなくなっているとの仮定のもとに始めます。

患者に、両肘で身体を起こし、その位置で静止するように指示します。

椎間関節が開いた状態で動かなくなっていると推測される右側の脊椎溝に圧を加え、それらがリリースされるまで、待ちます（**図 2.7**）。

次に、枕を二つ折りにし、患者の腹部の下に置き、腰椎屈曲位にします。椎間が閉じた状態で動かなくなっていると推測されている脊椎溝の左側に圧を加え、それらがリリースされるまで、待ちます（**図 2.8**、**図 2.9**）。

また側臥位にさせることも、腹臥位と同様に腰椎と胸椎のどちらの椎間関節制限をリリースする上でも大変効果的な方法です。閉じた状態で固まっていると推測される椎間をリリースするために、患者に、閉じているほうの椎間関節の反対側を下にした側臥位になってもらい、手足を縮め、胸元に引き寄せ、身体を丸めた胎児のような姿勢になってもらうように指示します。

そしてこぶしか肘で椎間に圧を加え、それらがリリースされるのを待ちます（**図 2.10**、**図 2.11**）。

次に、患者に寝返りをうたせ、反対側を下にした状態になってもらい、後屈させます。そして開いた状態で動かなくなっていると推測される椎間関節に圧を加え、それらがリリースされるまで待ちます（**図 2.12**）。

脊柱の胸椎椎間関節が前頭面に対して平行ということについての理解があれば、セラピストとして、多少なりとも仕事が楽になるでしょう。

この胸椎の配列を利点として用いることができます。閉じた状態の胸椎椎間関節に対しては、前額面に平行して頭部方向に圧を加えれば、より効果的かつ効率的にリリースできます。

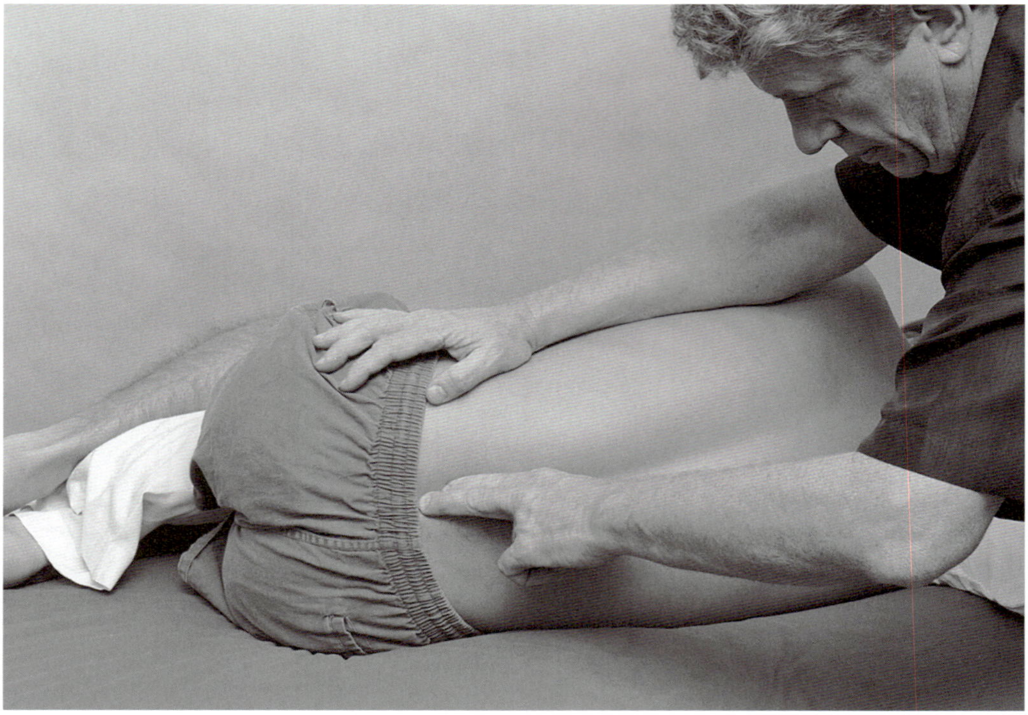

図 2.10

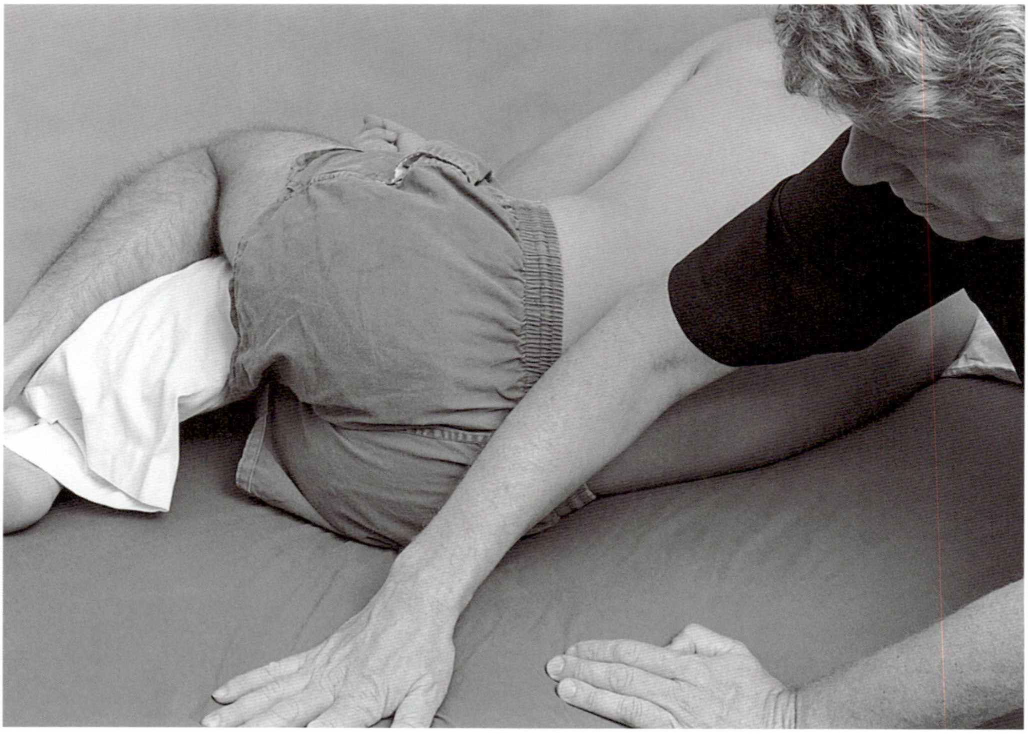

図 2.11

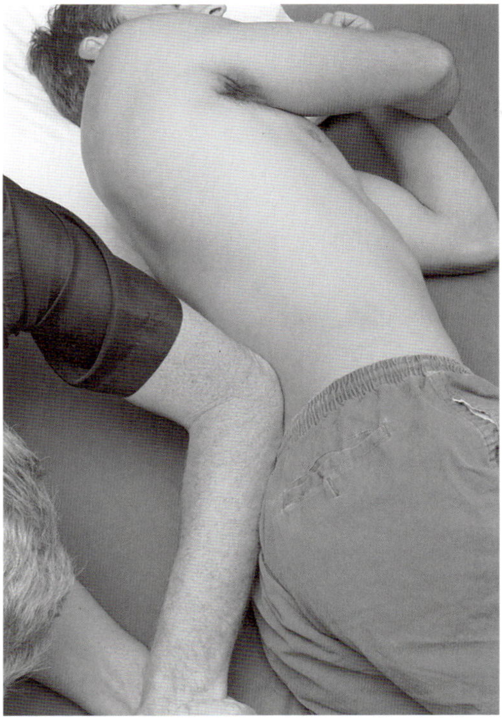

図 2.12

開いた状態で固まっている胸椎椎間関節では、足の方向に圧を加えるとテクニックがより効果的に機能するでしょう。腰椎と頚椎の椎間関節は、胸部椎間とは明らかに異なる配列なので、圧を加える方向は重要ではありません。

このテクニックを練習するにつれて、第１章で紹介した間接的テクニックよりも、このテクニックがより効果的である理由について、すぐ理解できるようになるでしょう。間接的テクニックの問題点は、固まっている椎間関節についてはアプローチしておらず、一方、この新しいテクニックは固まっている椎間関節による制限にアプローチしています。

もし、椎間関節が閉じた状態で固まっているのであれば、制限の原因である軟部組織をリリースする際に椎間関節が開くように患者に前屈位になるように指示します。同様に、椎間関節が開いた状態で固まっている時、制限された組織をリリースする時に、後屈して椎間関節が閉じるようにするのです。

間接的テクニックはおそらく、固まっている関節の状態がそれほどひどくない時なら効果があるでしょう。一般論として、身体の様々な部位の関節をリリースする際に、制限のある関節事体にアプローチするテクニックは、単に固まっている関節周辺の組織を緩めるテクニックよりも、ほとんどの場合、効果的です。

セラピストの皆さんは回旋を感じ取り、椎間制限をリリースすることに自信が持てるようになるまで、トライアル＆エラーでトレーニングを続けてください。次章では、検査法をどのように行うかについて学びましょう。そうすることによって制限されていないのにリリースを試みてしまう時間の浪費をせずに済むようになるでしょう。

第3章
固まっている椎間関節の見つけ方と治療
Finding and Fixing the Fixations

同側に回旋・側屈している椎骨（タイプⅡ）を診る場合は、機能障害の有無にかかわらず、突き出ている横突起（回旋している側）の椎間は常に閉じており、反対側は開いています。もし、すべての面において正常であり、椎間関節に制限がない場合、正常な動作が可能です。もし機能障害があると、椎間関節に動きの制限が存在し、動きが不自然になります。従って、回旋を見つけても、制限を受けていない椎間関節もあるので、その制限のない椎間関節を無駄にリリースしないためにも、どの椎間関節が制限されているかを見つける方法を知る必要があります。もし腰椎か胸椎に制限された椎間関節を見つけたら、それが開いた状態で固まっているのか、閉じた状態で固まっているのかのどちらかということになります。もう一度繰り返すと、時間の浪費を避けるために、開いた状態で椎間関節が固まっているのか、閉じた状態で椎間が固まっているのか、どちらなのかを決定する方法が必要です。その点、頚椎の椎間関節は胸椎や腰椎の椎間関節とは似ておらず、片側が開いて固まり、逆側は閉じて固まっていることがあります。もし、C3がC4の上で右回旋、右側屈していれば、右椎間が閉じて固まり、左椎間が開いて固まることが可能なのです。しかし、こういった椎間関節が両側で固まることは胸椎と腰椎では起こりません。ここでは、腰椎と胸椎の椎間関節のみに絞って扱っていきます。頚椎の椎間関節に関しては次章で見ていくことにします。

どの胸椎あるいは腰椎の椎間関節が制限を受けているのか、どのように制限を受けているのかを判断する検査はとても簡単に行うことができますが、その内容を説明するのは難解です。しかしその方法から得ることができる重要な情報を覚えるための簡単な方法があります。

患者を座位にし、最も顕著に回旋している胸椎を見つけます。ここでは、T4の上でT3が右回旋していて、左椎間関節が制限を受けていると仮定します。左椎間関節は開いた状態で固まっているので、患者が前屈した時には左横突起は動かず、それもわずかに胸側（前方）で固まっています。そして、前屈で胸側（前方）

に動くにつれて、右母指は右横突起を追う形になります。右横突起は通常前屈時に胸側（前方）に動きます。しかし、左側はすでに前方で固まっているので、右横突起は、開いた状態で固まっている左椎間関節の周囲で回旋することを強制されるのです。結果として、右側は回旋して元に戻るように感じられるでしょう。別の言い方をすると患者が前屈した時に、右の隆起は消えてしまったように感じます。また、左のくぼみは消えずにそのままであると感じるでしょう（**図 3.1**）。

患者がニュートラル・ポジションに戻った時、右の隆起は再び現れます。もし、患者が後屈したら、右の隆起はよりはっきりするでしょう。また、椎骨はさらに右回旋へと動くでしょう（**図 3.2**）。患者が後屈するにつれ、左椎間関節によって生み出された固定された軸点は、左横突起を胸側（前方）に固まった状態に保ちます。後屈は左側のくぼみに対して右側をより背中側（後方）に移動させるので、右横突起がより右回旋するように感じると思います。

次は右側が閉じた状態で固まっている、逆の状況を想定してみましょう。それはまるで右椎間関節が後屈（伸展）しているかのようになる状態かと思います。結果として、右横突起は背中側（後方）に固まっている状態になるでしょう。患者が後屈した時、母指下では椎骨の回旋が元に戻っていくのを感じ、隆起はそれに伴い消失するでしょう。一体なぜでしょう？　それは右横突起はすでに後方で固まっており、左横突起は固まっている右椎間関節を軸に回旋することを強制され、患者が後屈するにつれて、背中側（後方）に動くからです。左側は後方に自由に動き、右側はすでに後方に固定化されているので、後屈により左横突起が右横突起にマッチするように後方に動くにつれ、くぼみが消滅するのです。

患者がニュートラル・ポジションに戻った時に、右側の隆起が再び出てきます。もし、患者が前屈したら、隆起はよりはっきり分かるでしょう。右椎間関節が閉じた状態で固まっているので、右横突起は後方に固まった状態になります。左椎間関節は制限を受けていないので、患者が前屈するにつれ、背中側（後方）に固まっている右横突起に対して、左横突起がより胸側（前方）に動くようにさせるのです。左右の横突起の違いはより明らかになることで、母指は椎骨がさらに右回旋していくことを感じるはずです。

まず、第一にしなければいけないこととしては、椎骨がどちら側に回旋し、椎間関節が左右どちらに開いているかを見つけ、どの椎間が制限されているかを確認することです。

非常に重要な点を指摘しておきます。もしあなたが多くのセラピストと同様にこの検査を初めて行うのであれば、おそらく、この検査を行う際に、あなた自身の考え方で、何が起きているかを考えようとするでしょう。患者が前屈や後屈を行う際に、私が説明した方法に似たやり方でそこから感じることを描写したい気

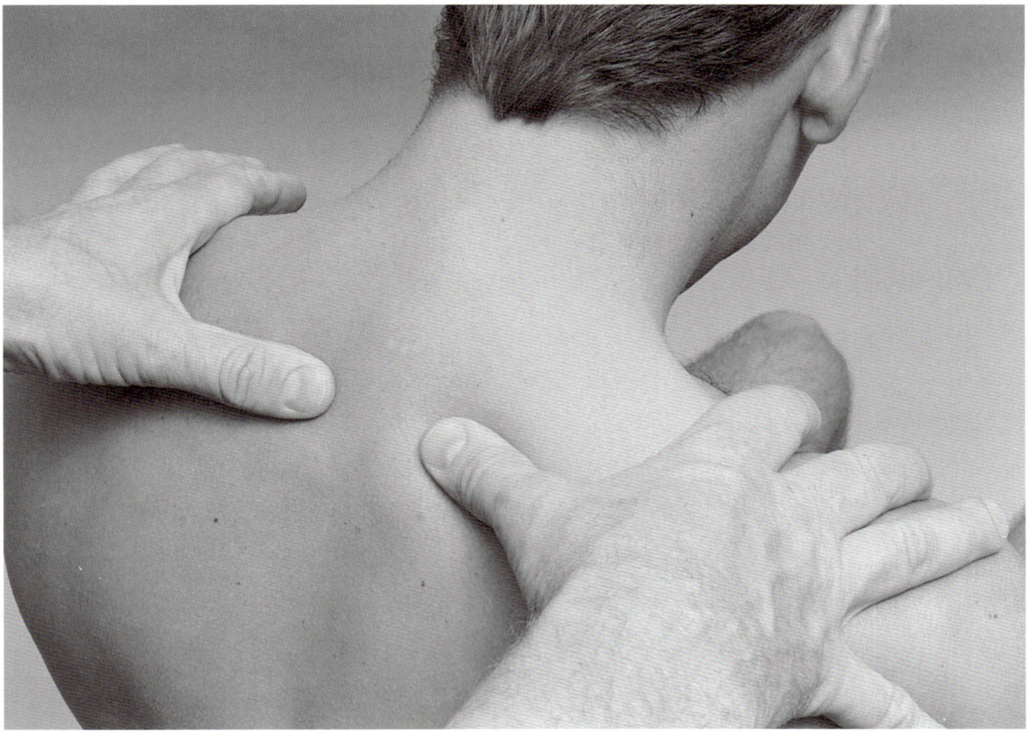

図 3.1

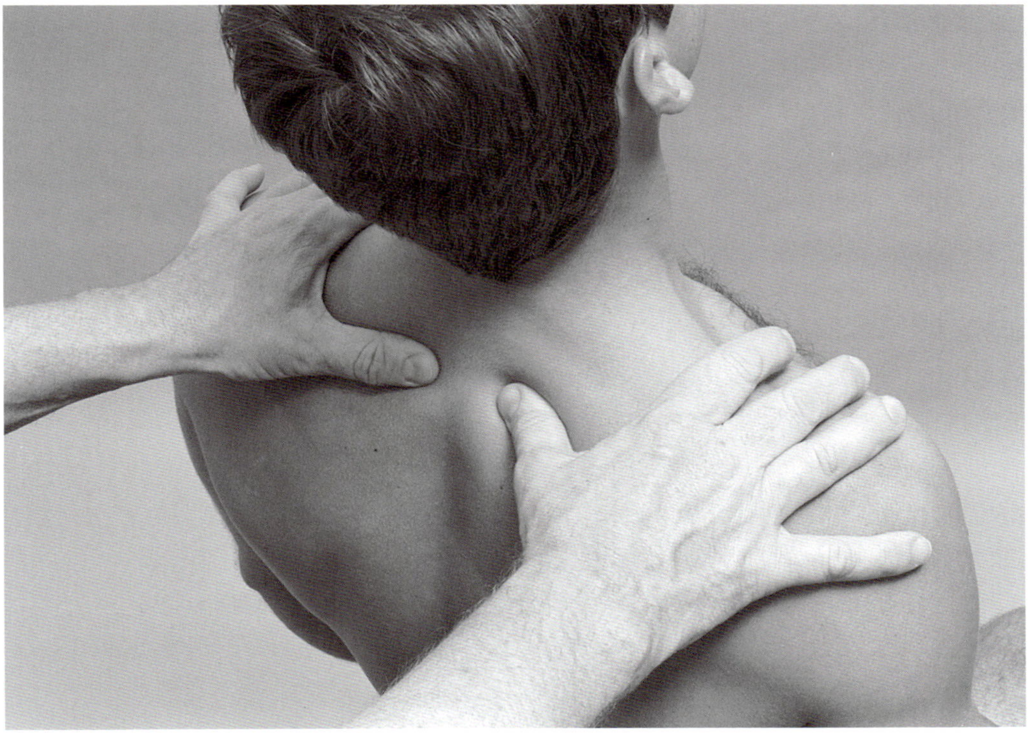

図 3.2

持ちに駆られるかもしれません。しかし、それは決して行わないでください。なぜなら、リリースすべき椎骨関節がどこなのかを見つけるための簡単な方法があるからです。あなた自身で複雑な現象を思い描いてみてください。椎骨が同側に、側屈や回旋させられるということを覚えているかと思いますが、前・後屈の最中に椎骨が回旋や逆回旋する方向から、椎間関節が制限されている側を推測してみてください。

それと同時にあなたの人生で初めて、母指の下で何が起こっているのかを感じ取ろうとすることを、あなたはすべきではないということは、私が書いたこの下手な文章に従うよりも100倍難しいことなのです。必要なのは、固まっている椎間関節を治療したり、認識したりできる簡単な触診と、概念的な考えを行うことなく、固まっている椎間関節を見つけ、治療を行えるシンプルな法則なのです。

まず、最初に、ニュートラル・ポジションで回旋している椎骨を見つけます。回旋している椎骨の横突起上に母指を置きます。患者に前屈・後屈してもらい、母指の下で何が起きているかを感じ、そして観察します。隆起（回旋した椎骨の隆起あるいは横突起が消失する姿勢（前屈あるいは後屈）を探します。“隆起が消失する”という表現に抵抗がある人もいるでしょう。彼らは椎骨が回旋して、元に戻るという表現を好むかもしれません。これは好みの問題なので、効果的な説明であれば、どのような表現であっても構いません。しかし、重要な点として、隆起が消失する（あるいは椎骨が回旋して元に戻るように思われる）位置は、椎間関節が制限を受けている位置だということです。もし、前屈で隆起が消失するのであれば、椎間関節は前屈位で固まっており、それはつまり、椎間関節は開いた状態で固まっていること(屈曲位で固まっている状態)を意味するのです。もし、後屈で隆起が消失するのであれば、椎間は後屈位で固まっており、椎間は閉じた状態（伸展位で固まっている状態）で固まっていることを意味します。

もう一点、重要な留意点があります。もし、隆起あるいは横突起後方部が前屈で消失するのであれば、開いた状態で固まっている椎間関節は、回旋した方向と逆あるいは後方にあるのです。もし、隆起が後屈で消失するのであれば、閉じた状態で固定された椎間関節は回旋方向と同側にあるということになります。言い換えれば、もし、ニュートラル・ポジションで椎骨が同側に回旋・側屈するのであれば（タイプII機能障害)、その椎骨は椎間関節制限があり、椎間関節は“開いた状態で固まっている”か“閉じた状態で固まっている”かのいずれかになります。もし、閉じた状態で固まっているのであれば、固まっている椎間関節があるのは回旋した方向あるいは背中側（後方）にある横突起と同側ということです。開いた状態で固まっているのであれば、固まった椎間関節は回旋方向あるいは背中側（後方）にある横突起の逆側ということになります。

また、この診断法の実施に当たっての正確性を保つための簡単で大切な2つの法則があります。

後屈において、横突起の隆起が消失するならば、回旋している側と同側の椎間関節は閉じて固まっている。

前屈において、横突起の隆起が消失するならば、回旋している側と逆側の椎間関節は開いて固まっている。

これらの法則を好きな方法で言い換えても構いませんが、この法則を覚えておくことで、検査法の練習を積む際に、容易に判断をすることができるようになります。繰り返しますが、検査を行う際に、この評価方法を理論面から考えないようにしてください。この評価方法を学び、そしてこれらの法則を用いることで、必要とする情報をまず得てください。やがて、もし、あなた自身あるいは他人に検査法の論理を説明する必要が出てきた場合、その時点でその考察を行えばよいのです。今ここでは、椎間関節が制限されているかどうか、閉じて固まっているのか、開いて固まっているのかを判断するために、この簡単な方法を使うのです。そうすることで、労せずして、より簡単に椎間関節のリリースを行うことができます。

椎間関節の制限をリリースするためのテクニックは前章で学んだものと同様です。この時点であなたは、開閉いずれかの状態で固まった椎骨間のどちらに対処しようとしているかを決定するための素早い方法を習得しているので、あとは椎間関節に制限が現れている側に対して、そのテクニックを応用すればいいのです。

従って、椎間関節が開いている状態で固まっているなら、そのテクニックを後屈位（座位、腹臥位、側臥位）のいずれかで行ってみてください。閉じている側が固まっているなら、座位や腹臥位、側臥位のいずれかの体位で前屈させて、行ってみてください。

以前に、椎間関節は両側で開いて、あるいは閉じた状態で固まっている可能性があることに言及しました。これらのタイプの固定化は触診で発見するのは難しいのです。なぜなら、そうした固定は回旋や側屈時に現れてこないからです。このようなケースでは座位での評価を行ってみてください。疑わしい椎骨を見つけ出し、四指のいずれか、または母指を、その1つ上の椎骨の棘突起上に置き、もう一方の手の四指のいずれかあるいは母指を、その下の椎骨の棘突起上に置いてください。そして、患者に前屈・後屈を指示してください（**図 3.3**、**図 3.4**）。

もし、前屈で両母指がお互いに離れていき、しかし、後屈で近づかないのであれば、椎間関節は両側で開いた状態で固まっているのです。後屈で両母指が近づ

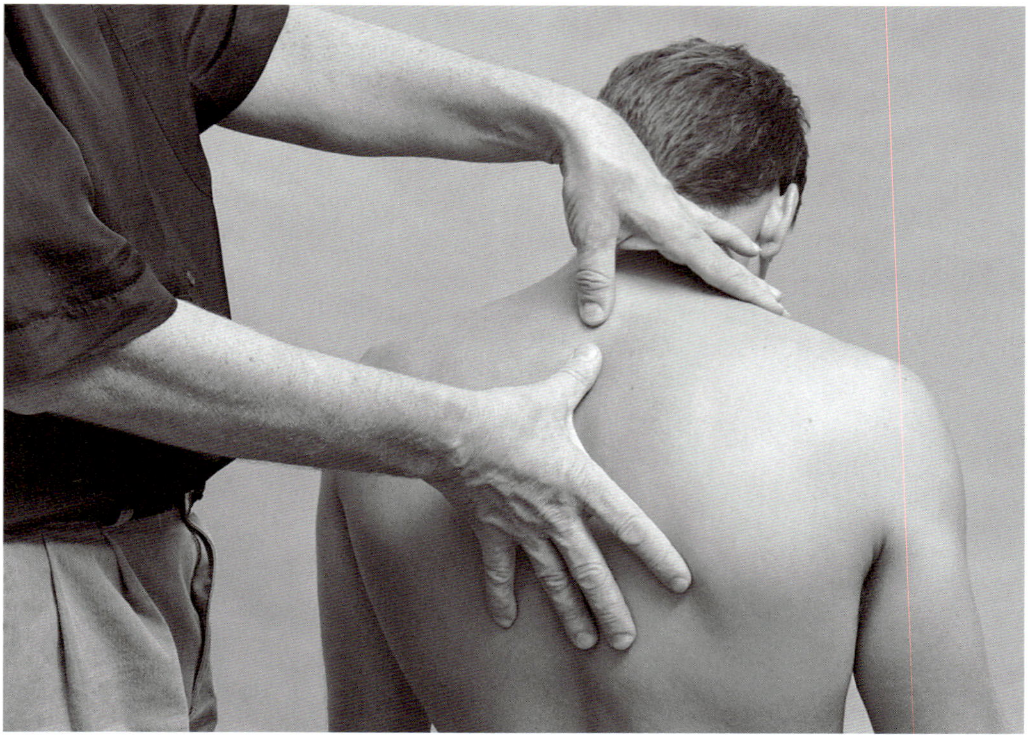
図 3.3

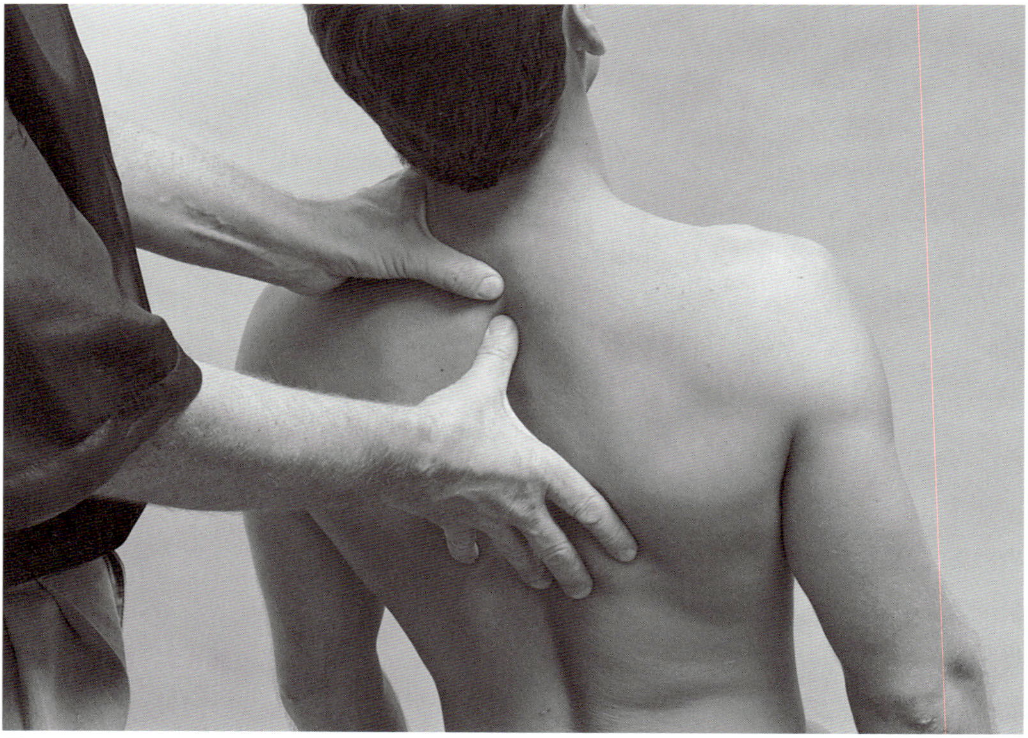
図 3.4

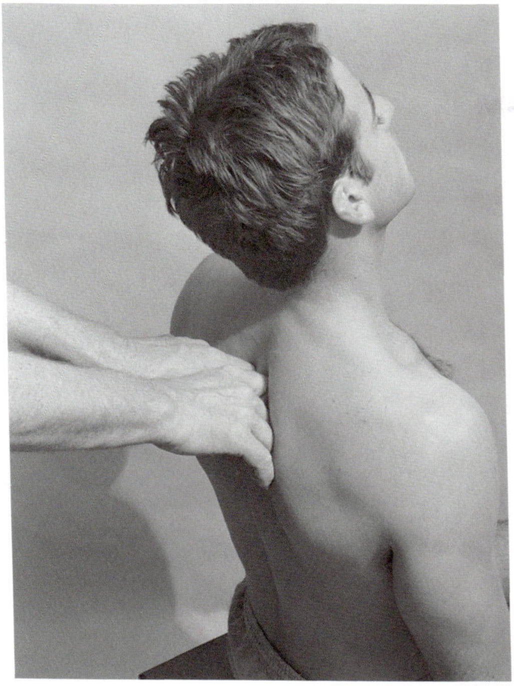

図 3.5

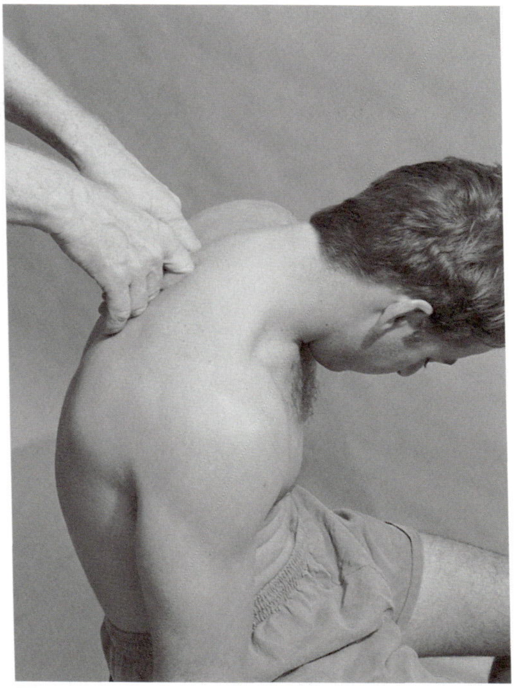

図 3.6

く半面、前屈で離れていかないなら、椎間関節は両側で閉じた状態で固まっているのです。

どちらか片方をリリースすることは極めて簡単です。再度、患者を座位にして、右の示指の近位指節間関節を曲げた部分を右の脊椎溝に置き、左の示指の近位指節間関節の曲げた部分を左の脊椎溝に置いてください。

椎間関節が両側で開いた状態で固まっている場合は、両側に圧をかけ、そして患者に圧をかけている箇所を軸に後屈するように指示し、リリースされるのを待ってみてください。(**図 3.5**)。

椎間関節が両側で閉じた状態で固まっている場合は、患者に圧をかけている時に、前屈するように指示し、リリースされるのを待ってみてください（**図 3.6**)。これらのテクニックは腹臥位、横臥位でも行うことができますが、おそらく座位が最も簡単かつ効果的であることが分かるでしょう。

一側性の椎間制限に対して評価方法の練習を行う際、明らかに回旋しているものの、前屈や後屈の際に、回旋や回旋している位置から元に戻るような反応をみせない椎骨を見つけるでしょう。また、おそらくこうした椎骨は上下の椎骨と一緒にグループとなって脊椎の弯曲を構成していることに気付くでしょう。

ここで見られるのは逆側に回旋と側屈の方向が逆の固まった椎骨（タイプⅠ）群です。固まっている椎骨群がある患者に前・後屈させた場合、回旋している椎骨群は、前・後屈する全過程を通して、回旋位のままとなります。よくあることですが、もし椎骨群が回旋側弯症の一部であったなら（**図 3.7**）、より大きな筋膜制限と、椎骨の形が弯曲の一部として変形していることによって、椎骨の位置は固まった状態になります。タイプⅠの機能障害は、同側に回旋・側屈している椎骨（タイプⅡ）の機能障害のような、小さな筋肉群や靱帯によっての椎間関節レベルでの制限を受けない（つまり、筋肉や靱帯の影響を受けない）傾向があります。そのためタイプⅠの弯曲内において、個々の椎骨レベルで機能障害を持つタイプⅡの椎骨を見ることはあっても、皆さんが想像する通り、これらのケースは見つけることが少し難しいです。

患者の胸椎は、一つを除いては、椎骨が右側屈、左回旋であると仮定します。その一つの椎骨は、左回旋・左側屈、あるいは右回旋・右側屈のどちらかになり得ます。もし、その椎骨が右回旋・右側屈していたら、右回旋している他の椎骨と感覚だけで見分けるのはほとんど不可能でしょう。もし、左回旋・左側屈していたら、これもタイプⅠのパターンで形成されているので、同様に区別するのは非常に難しいでしょう。

前屈・後屈による検査法を応用することで、それを見つけることができるかもしれません。しかしながら、その椎体自体が弯曲の一部なので、すべての回旋が元に戻ることは期待できないことを理解しておいてください。椎間関節の一つが制限されているので、それはある程度回旋や回旋位置から元に戻っていくように思うかもしれません。さらに、もしタイプⅠのパターンの中に、タイプⅡの機能障害を見つけるには、回旋や回旋が戻る度合いを感じることができなければなりません。

もし、前屈や後屈において回旋方向が変わらない椎骨を、胸椎や腰椎で見つけたら、それはタイプⅠで固まったものです。それらの椎間関節には、これまで学んできたものよりも複雑なテクニックを必要とします。これらのテクニックは第 10 章で学ぶことになります。

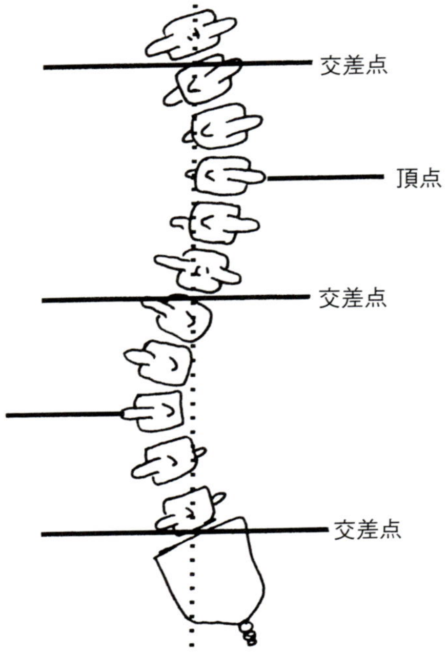

図 3.7

第4章
頚　部
The Neck

不朽の名作フロイトの『夢判断』の中で、フロイトは、“無意識に至る王道は理想の解釈を通してある”といいました。彼の極めて優秀な同僚の Wilhelm Reich は、“王道は身体を理解することである”と述べています。

これまで、様々な種類の障害を診てきましたが、この両方が当てはまらないものが頚です！

もちろん、私の言っていることは大袈裟かもしれません。しかし、他の誇張された意見と同様に、ある程度の真実を含んでいます。

頚椎は一貫して動き回っている、かなり大きく重い卵型の物体を支えており、鼻と呼ばれる肉付きの良い隆起が突き出ています。

私たち人間の感情は、しばしば腹の中で始まり、頚を通って表現されます。頚を通して曲がりくねりながら進み、その結果として表現されるのです。もし気分が落ち込んだ場合、頚の複雑な筋肉組織が硬くなります。もしこれを長期にわたって行うと、柔軟性を失うことになり、かなり痛みのある障害を生み出すことになります。また、頚椎は胸椎や腰椎と比べて、骨・筋膜・膜組織の構造の中にしっかりと埋め込まれていないので、多くの興味深い複雑な方法で動くことができる反面、より問題を抱えやすいのです。頚は非常に柔軟なので、脊柱の他の部分よりも身体の残りの部分の歪みに、より適応できるのです。

立ち上がって、右に身体を側屈してみてください。肩甲帯と頚がどのように反応するかを確認してみてください。頚が側屈の動きに単に同調するだけならそれほど苦しくはなりません。しかし実際は立ち直り反射によって、正常な反応として、目は本能的にほぼ地面に平行に前方を見ます。そして側屈時に頭を真っ直ぐに保とうとすると、頚の柔軟性が失われていくのに気付くでしょう。頚は身体のあらゆる部分のバランスの変化に適応しようとします。

誰も完璧にバランスのとれた身体を持ち合わせてはいないので、頚椎は、ある程度の可動性や適応性を失っています。この適応性の減少により、ほとんどの人の頚に問題を見つけることができます。それは頚部に何も問題がないと思っている人も同様です。また若い人の頚にも動きの制限を発見するでしょうし、そこから、その問題がそのままいくとどうなるかを高齢の患者の制限を伴う深刻な頚に見ることができるでしょう。こうした情報が示すものは意義深く、ほとんどの場合、全身の歪みや歪みの代償を理解し、対処しない限り、頚部の障害を適切に治療することは難しいでしょう。とりわけこうした状況は頚に関してだけでなく、全身にも当てはまります。部分的制限に手技を施そうとする際はいつでも、他の部位の代償やそこにかかるストレスとの関係性を理解することが大切です。

患者の身体が局所で固まっている椎間関節のリリースに適応できないか、耐えられないのであれば、その患部は機能障害を再発するか、かかったストレスによって他の部位の負担になります。もしくはその両方になるでしょう。

頚は非常に複雑ですが、その動きを説明することは簡単です。C1の例外はあるものの、頚椎のすべての動きは常にタイプⅡです。頚を側屈・回旋させた時、前屈・後屈のいずれであろうと、また椎間関節の制限があろうとなかろうと、側屈と回旋は常に同側で対をなします。この事実は、治療家の理解を楽にしてくれます。その他の脊柱と違い、頚椎がどのように回旋するかを理解さえすれば、椎骨は同側に側屈していることが自動的に分かるのです。これまでの章から、椎間関節が固まっている側の関節面は閉じられていることと、逆側は開いていることが分かっているのです。前章で学んだ前屈・後屈テストをどの関節面が制限されているかを決定するために用いることができるのですが、治療を続けていると、頚には簡単に応用できないことにすぐに気付きます。そして、別の検査法が必要であることに気付くでしょう。関節面の制限を決定する非常に簡潔な動きの検査法がありますが、それは次章で紹介することにしましょう。

この章では、どの関節面が固まっているかを知る必要のない、いくつかの簡単なテクニックを学んでいくことにしましょう。このアプローチの理論的根拠は体験に基づいており、第２章で説明したものと同じです。概して臨床家は、自分達の練習の中で実技を行いながらのほうが、理論とテクニックをより簡単かつ早急に習得できることが多いのです。

頚椎のための間接的テクニック

これから紹介する２つのテクニックは、簡単な間接的テクニックで、それは固まっている関節をアプローチするものではありません。第１章で腰椎と胸椎を元の位置に回旋させて戻すために学んだ最初のテクニックに似ています。たとえこれらの間接的テクニックが、関節の制限を取り除くテクニックほど効果的なものではないとしても、多くのケースで効果があり、また楽しく練習できるものです。

しかし、さらに重要なことは、それらのテクニックは次の２つの方法によって、楽に習得できます。それらを練習するということは、身体にその感覚を覚えさせるということです。また、それらは手と心に、筋膜レベルと関節レベルにおいて明白な違いがあることを教えてくれるでしょう。

これらのテクニックを応用するかどうかを判断する上で、知っておくべき最も大切な情報は、椎骨が回旋しているかどうかということです。患者を背臥位にして、あなたの左右の示指の先端を一つの頚椎の棘突起の上にそれぞれ置いてください。２本の指は同じ平行面上にあるように、かつ矢状面に対して垂直に置いてください。そして水平面に沿って真横に左右の指を置いていってください。ほとんど即座に、指先は脊椎溝に沈んでいくことが分かるでしょう。もし、椎骨が右回旋しているのであれば、右指はわずかに後方に、左指は前方にあることを感じるでしょう。隆起は右に、くぼみは左にあることになります。明らかに回旋している一つを特定するまで、この方法ですべての頚椎をテストしてください。はっきり分からなくてもイライラしないことです。今は明らかに回旋しているものを見つけるだけでいいのです。

もし、頚椎の位置を見つけるのに自信がないのであれば、簡単な方法があります。乳様突起の下端を確認して、そこから内側に向けて指を頚椎の端に沈めていくのです。指は関節柱（Articular pillar）と C2 の横突起の上にたどり着きます。頚椎はおよそ指の幅程度、それぞれに間隔があります。C2 から指１本分下がっていき、C3 の右関節柱上に示指を置いてみてください。それから、示指と他の指を、連なる椎骨上に並べるように置いてください。この時点では、中指は C4 上にあり、薬指は C5 上、小指は C6 上にそれぞれあることになります（**図 4.1**）。

図 4.2 は典型的な頚椎のイラストです。この椎骨において前結節および後結節は横突起を構成しています。他の頚椎においては、横突起はただ一つの突起によって構成されています。関節柱（Articular pillar）が結節あるいは横突起に対して、どのくらい近いかに気付けば、多くの場合、指先がこの２つを覆うのにいかに十分な大きさであるかを認識できるでしょう。関節柱は関節突起としても知られています。もし、頚椎が相互にどのように並んでいるかを見れば、これらの関節突起が支持柱として、どのように機能しているかを簡単に理解することができます。

患者の頚に戻って、もっとも顕著に回旋している頚椎を見つけてみましょう。そこで頚椎を元の位置に回旋させて戻すための最初の間接的テクニックを練習してみましょう。

まず C4 の上で右回旋している C3 を発見したと仮定しましょう。母指の先端を C3 の横突起上に置き、示指が C3 レベルで脊椎溝に沈んでいくようにします（**図 4.3**、**図 4.4**）。やさしく、それでいてしっかりと、指と指の間で C3 を締め付ける

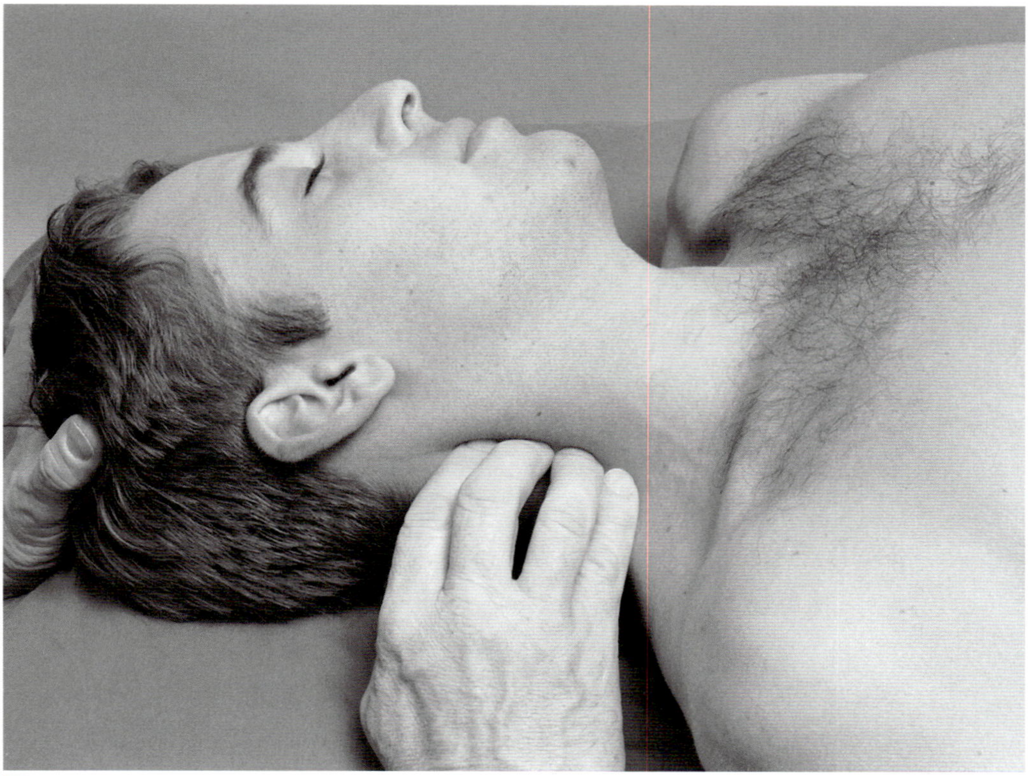

図 4.1

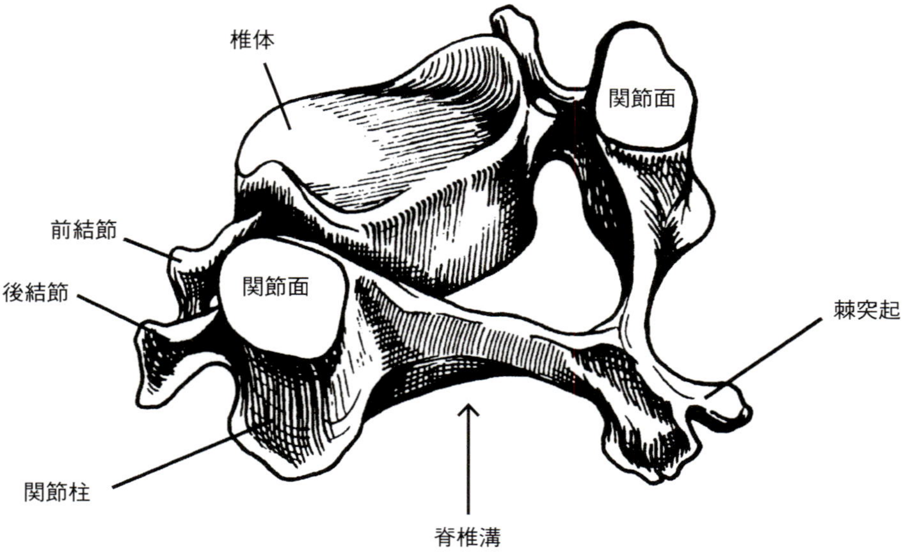
椎体
関節面
前結節
後結節
関節面
棘突起
関節柱
脊椎溝

図 4.2

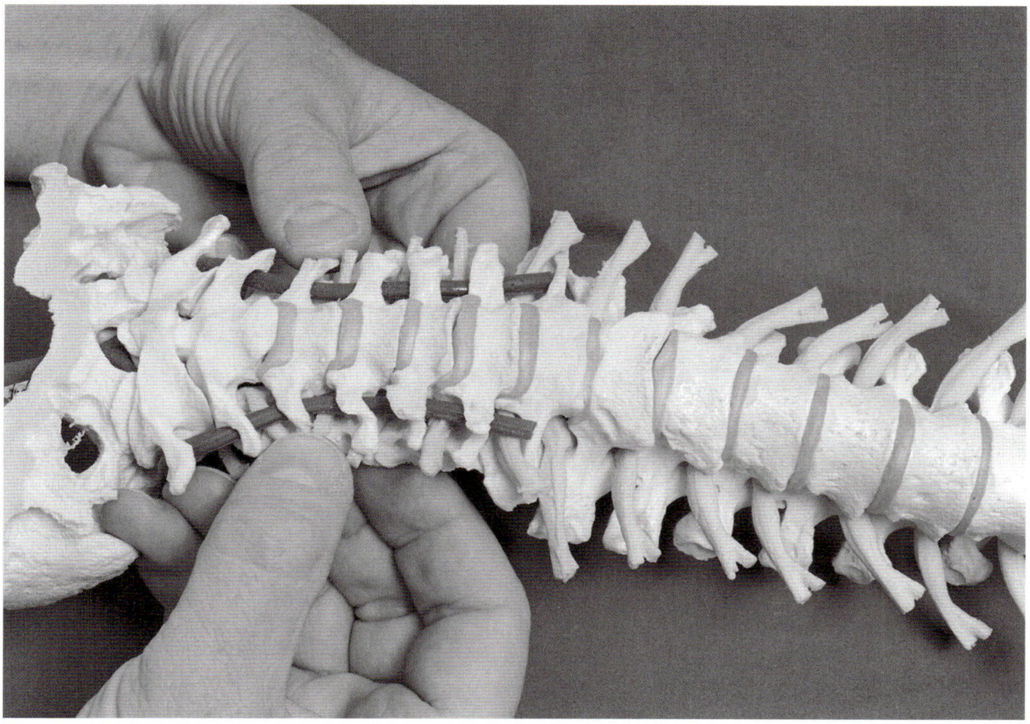

図 4.3

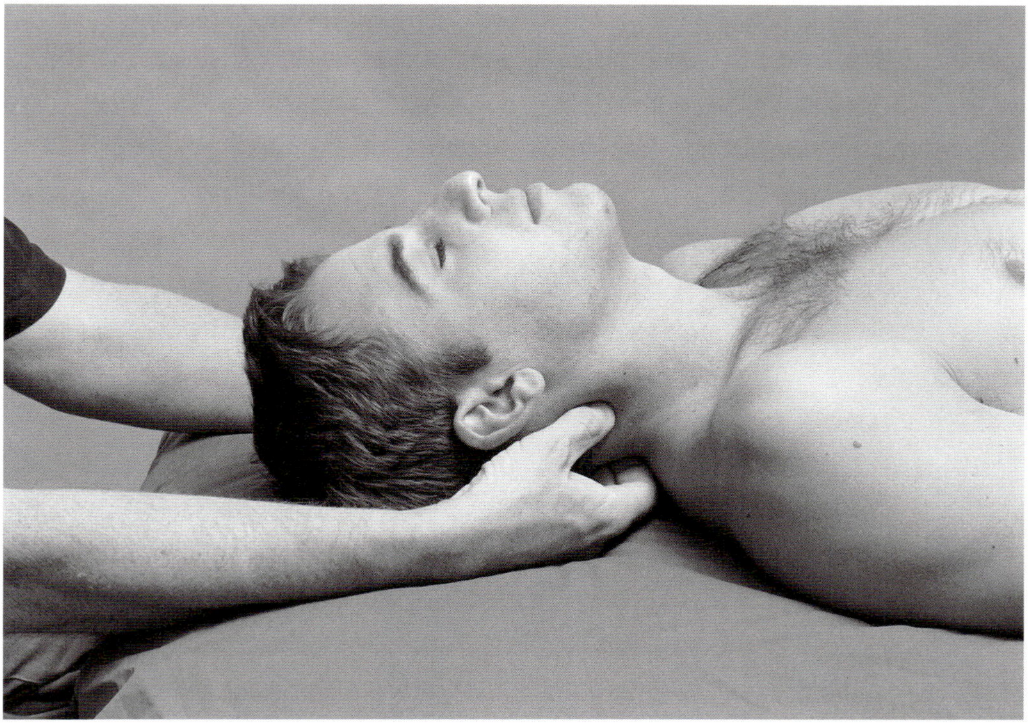

図 4.4

ようにしますが、その際には、脊椎溝の前方かつ、わずかに上方に向かって示指を押し込んでいきながら、母指の先端で内側に向けて圧を掛けてください。その状態で待ち、患者の身体が自分でその歪みを調整し始めるのを、あなたの指先を通じて感じ取ってください。おそらく、最初にC3がさらに右回旋と右側屈へ動いていくことを感じることでしょう。それから方向を変え、おそらく左回旋・左側屈へと向かって動きます。たぶん、C3がある地点に落ち着き、リリースされる前に、予期せぬ驚くべき方向に動くでしょう。しかしその動きを予想しようとしないことです。一連の流れに従うだけでいいのです。C3がリリースされる時に、関連する組織が緩んだり、頚が矢状面に沿って調整されていくのを感じることができるでしょう。

もしこのテクニックがうまくいったら、患者は痛みが消失したか軽減したと言うでしょうし、あなたはC3がもはや右回旋していないことに気付くでしょう。次のテクニックに進む前に、しばらくの間、このテクニックを練習してください。

2番目の間接的テクニックは、簡単であるだけでなく、より芸術的です。このテクニックは、私の友人であり同僚でもあるJan Sultanによって生み出されました。彼はこのテクニックを冗談めかしつつも適切に"Dial-a-Neck"と呼んでいます。あなたはこのテクニックを前述のテクニックよりもより効果的だと思うかもしれません。なぜなら、それは椎間関節の制限により大きな影響を与えるかもしれない、頭や頚のより大きな動きを含んでいるからです。

右手の母指と中指でC3の横突起をつかんでください（**図4.5**、**図4.6**、**図4.7**）。推測にしたがって、C3が右回旋しているという最初の仮定がセラピストによる右方向への動きと一致するように、左手で患者の頭頂部をつかみ、右に回旋させてください。ここで少し待ってください。少しすると、大きな変化が現れます。C3と患者の頭の両方が右回旋に向けて、さらに動き始めるでしょう。頚と頭が回旋しなくなるまで、この動きに従うだけでいいです。そしてしばらく待ってください。数秒で指の下にわずかな拍動を感じるかもしれません（これを感じるかどうかは重要ではありません。しかし、多くのセラピストがそれを感じるので、ここでは記しておきます）。さらにもう少し待ってください。すると、患者はさらなる回旋から生まれる、頚と頭からのインパルスを感じるでしょう。

繰り返しますが、頭や頚が動きたい方向に従ってください。頭と頚は左に回旋するかもしれません。それから、側屈、前屈・後屈と同時に右回旋をして戻るかもしれません。あなたが考える、起こり得ることという概念や、こうなるべきだという考えを押し付けてはいけません。"ダンス"に従うだけでいいのです。最終的には、頭と頚はすべての側屈と回旋を止めて、一直線上に落ち着くでしょう。組織が指の下で緩むのを待ってください。また、頚が伸ばされて、それ自身が矢

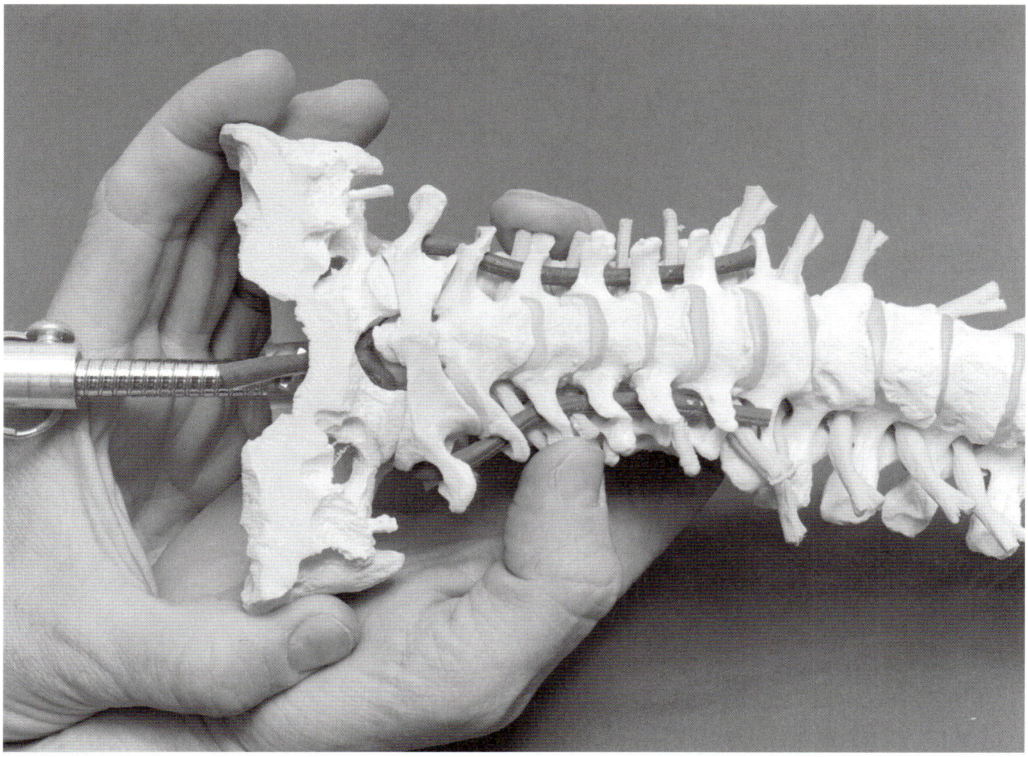

図 4.5

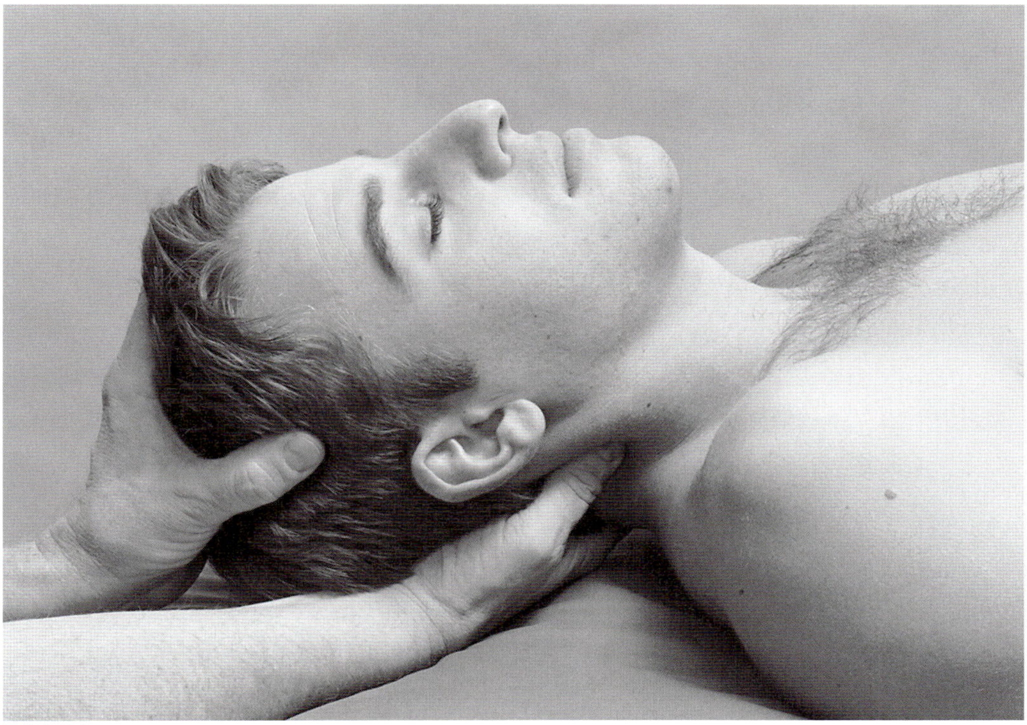

図 4.6

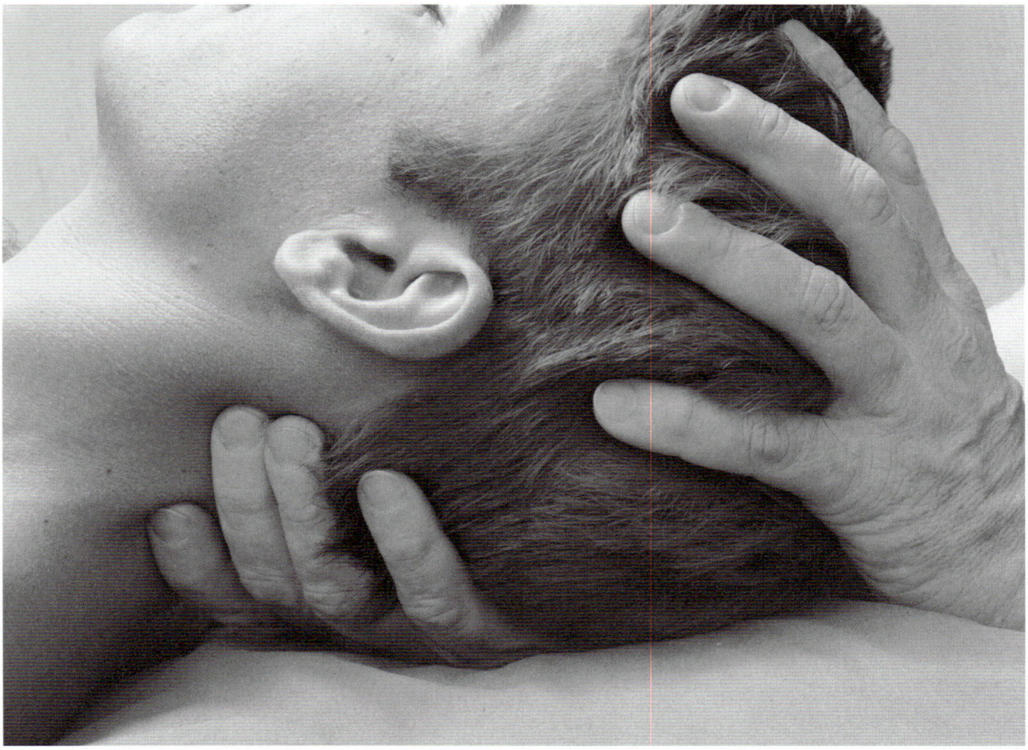

図 4.7

状方向の軸に沿って、身体のバランスを整えることで起こる直交性の効果を待ってください。

C3を触診して、それが回旋して元に戻っているか確認してください。もし、テクニックがうまく行われていれば、C3はもはや回旋していないでしょうし、組織は以前よりリラックスしていることが分かるでしょう。また、患者は、痛みが和らいだか完全に消失した、と言うでしょう。

正常な状態を見つけ出すために、肉体がどのように反応するかについて、私が好んで用いている表現が、“ダンスに従う”であることに気付いたと思います。かつて私がローマで教えた数名のイタリア人学生は洗練された美的感覚を表現するため、「身体の組織のダンス」という言葉を用いました。ちょっとした練習と忍耐で、誰でもこのダンスを感じることができるのです。必要とされるすべてのことは、指の下で起こっていることに関して、予想したり意見を述べたりする習慣をやめ、それ自体によって表現をさせることです。リアルな体験からそれないようにし、単に今起きていることについて反応していくことです。

体験に関して内省的に考えることは、確かに人生の中にはあることですが、このテクニックを使用する時には必要ありません。

アスリートが時として、物事が起きる前に内省的に考えたり、行ったりすることを“ゾーン”と表現することがあります。バスケットボール選手が、試合の残り時間数秒で決勝点を決めようとしている時に、“すごい、私は今まさに大きな2点を決めようとしているんだ”とはおそらく思わないでしょう。コンサートで感動を呼び起こすようなパフォーマンス中、偉大なミュージシャン自身が、“私はすばらしい演奏をしているじゃない、モーツアルトも感動するわ”と自身に言い聞かせているようだと、彼女のインスピレーションは、まもなくはかない束の間の記憶となるでしょう。

同様に、もしこれまでの経験を示したり、テクニックについての懐疑論や自己嫌悪などを感じたりしていると、確実に“身体組織のダンス”に従う能力を失うでしょう。

あまりにも頻繁に、セラピストが最初に組織のダンスに従おうとする際、あらゆる種類の無言の自滅的な一人芝居の態度は、分かりきったことを感じとる能力を即座に妨げてしまうのです。彼ら自身、あるいは患者の意識下でのコントロールから独立して身体の動きを感じるための準備ができていないので、自分自身が感じることを疑ってしまうのです。時として、懐疑的になって“こんなことは起こるはずがない！”と考えてしまいます。そして突然、彼らが感じ取ったものは、手の下で消え失せてしまうのです。別の機会では、また、セラピスト自身の驚きが身体組織のダンスを感じることを行き詰らせてしまうこともあります。

セラピストの中には、身体に触れる前から、自身がこのような動きを感じるほど十分な敏感さを有していないと思っている人がいます。そして、彼らのその不適切な感覚によって自身が支配されることで、本来持っているはずの身体組織のダンスを感じる能力を失ってしまうのです。不十分な感覚が支配し続けることと同じくらい確実に、組織のダンスに従うための先天的な能力を失うのです。しかしながら、すべてのこうした概念を脇によけておくことを学習することはできます。そうすることで、身体が動きたい方向をあなた自身が感じるようしてください。

ダンスに従い始めたばかりの人が陥る最も共通した誤りは、ある部位から別の部位へ移る時に、身体が欲していることを予想してしまうことです。彼らは、最初、身体が一方向に回旋・側屈し続ける時に、非常に上手にダンスに従う自分自身を認識できます。しかし、身体が身を任せている方向へ動きを止め、もう一つの方向に移り始めるちょうどその時、それに関する完璧な考えを表しはしないまでも、彼らは何が起こっているのかすぐに疑問に思ってしまいます。

はっきりした方向における動きの瞬間的な停止、あるいはゆっくりな速度での明らかな方向転換、のどちらかによって、「何が起こっているのか」と、彼らが本能的に不思議に思う気持ちを引き起こしてしまうのです。それは、視界から動きを見る際に、起きていることと非常に似ています。あなたは本能的に動きというものを見るようになります。言葉として発しはしないですが､志向や態度で「これっていったい何だ？」と言うのです。

治療中に身体が方向転換した時に、セラピストが「何を言うか言わないか」は重要ではありません。問題は、その場の生の体験の流れから離れてしまい、身体組織のダンスの感覚を失ってしまうことです。そうなると、あなたが従うものは、もはや何もなく、動きを止めてしまうのです。両方に責任があるので、肉体は動かなくなるのです。もし、身体のダンス中（移行中）にこれが起きたら、やるべきことは、単にあなたが感じていることについて、考えるのを止めることだけです。驚きや当惑、無言の“えっ？”を手放しなさい。そしてもう一度、身体が修正に向けてゆっくりとダンスするのを感じてください。

この方法で行うことをどのように考えてはいけないのか、心配してはいけないのか、この方法でどのように幸せになるのかを学ぶための練習なのです。何も考えずに、生きることを学べば学ぶほど、より一層幸せになるのです。

何が起きているかを前もって考えずに、このオープンな心になる方法を探求しましょう。それは、私が序文で簡潔に述べたヒーラーへの入り口なのです。患者に施術をしていない時、あなたの人生を変えることができる、この開かれた方法を探究してみましょう。患者の治療に当たっている時、そして患者の身体がもっともっと必要としているものを明らかにしている時、それを探究してみましょう。そのうち、あなたの患者やまた世界についての意思や想定はどんどん薄れていくでしょう。そして、物事ははっきりと明白さをもって、展開されることでしょう。

この種の多くの間接的テクニックのように、“Dial-a-Neck”は時として、不思議でかつ驚くべき結果を生み出し、別の機会では、それは骨折り損のように思われる時もあるでしょう。今やあなたはその理由を知っています。これらのテクニックは直接的に固まっている関節をリリースするものではないからです。

本書の中では、すべての固まっている関節に軟部組織の観点からアプローチしているので、高速度・低振幅・押圧といったテクニックに頼ることなく、固まった関節を治療する方法が必要なのです。そして、それを次の章で学びましょう。

関節チャレンジ・テクニック

この“関節チャレンジ・テクニック”は、胸椎と腰椎における関節面の制限をリリースするために第２章で学んだ、“ショットガン・テクニック”に非常に似ています。細かい違いは多々ありますが、これらの違いに言及することなく、このテクニックを簡潔に説明していきます。あなたは慣れ親しんだ方法だと、じきに気付くでしょう。

それはあなたが想定しているような方法で行います。

回旋している椎骨の場所を見つけます。その椎間関節の片側は閉じた状態で固まっており、反対側は回旋していて開いた状態で固まっていると仮定します。閉じた状態で固まっている関節面に前屈時、圧を加え、リリースされるのを待ちます。同様に、開いた状態で固まっている関節面に後屈時、圧を加え、リリースされるのを待ちます。

この“ショットガン・テクニック”を頚椎に応用するのに、多くの時間は必要としないので、あなたはラッキーな気分になることでしょう。

胸椎や腰椎において、関節面は開いた状態で固まっているか、閉じた状態で固まっているかのいずれかです。従って、腰椎あるいは胸椎にこのショットガン・アプローチを応用する時はいつでも、必ず片側に意識がいってしまうのです。しかしながら、頚椎は異なります。頚椎の場合、両側の関節面が固定されていることがとても多いのです。片側が閉じた状態で固まり、反対側も開いた状態で固まっている関節面、といった形で両側で制限を受けている頚椎の椎間関節面を見つけることは、ごく一般的なことです。従って、このテクニックを頚に対して用いる時は、少し効率が上がるのです。

頚椎と他の残りの脊柱とでは、理解しておく必要のあるいくつかの重要な違いがあります。これらの違いの一つは、この部位の治療において慎重になるべき理由に由来します。頚椎には頚椎に沿って走行している椎骨動脈と頚椎の内側にある椎骨動脈の２本あります。刺激したり遮断したりすることは、とりわけ年配の患者においては、非常に危険なことになります。椎骨動脈は、特にC6・C7と後頭骨・環椎の接合部で危険が高いのです。たとえ動脈が正常であったとしても、頚を回旋させた時、回旋と逆側の動脈は90％程度狭くなる可能性があるのです。頚を前屈および側屈させる動きでは、これらの動脈を危険にさらすことはないでしょうが、回旋時に後屈することにより動脈を狭窄することになるでしょう。例えば、高速度・低振幅・スラストのテクニックを用いている時に患者の頚を後屈させることは、非常に危険なので、注意して下さい。開いた状態で固まっている頚椎椎間関節面をリリースしようと試みる時、本書で学んだ軟部組織テクニックを用いる時ですら、少し変更を加えて、患者の頚を極端に伸展させないようにしてください。

もし誤って患者の頚を後屈・回旋させてしまい、それによって眩暈を訴えたり、眼球が不随意に、繰り返し行ったり来たりするパターンで動き始めたこと（いわゆる眼振）に気付いたら、即座に伸展を中止し、医師の診察を受けることを勧めてください。

もし、患者の椎骨動脈の状態に関して、何らかの疑いを持っていたら、活用できる簡単なテストがあります。

まず楽な状態で背筋を伸ばさせ、患者を座らせます。患者に頭を後屈するように告げ、それから左右に曲げさせます。眼振や眩暈が現れるかを観察してみてください。

頚は他の脊柱よりも可動性が高いので、関節面の制限の治療に取り組むさらなる手段として、側屈や回旋を取り入れることができます。実際、開いた状態で固まっている関節を治療する時、より多くの伸展を使う代わりに、側屈や回旋を用いるべきです。閉じた状態で固まっている関節の場合は、側屈と回旋を応用する際、心配せずに極端なより多くの前屈を使うことができます。

また、頚椎で関節面がどのように並んでいるかについても気を付けてみてください。それらは水平面に対してほとんど平行であるだけでなく、これらの関節面には 3 ヵ所（脊椎溝、関節柱と横突起のある外端、関節柱と横突起の少し前内方）で指で触れることができます。複数の関節面が指で触れやすいということは、このテクニックをわずかではありますが、行いやすくしています。なぜなら、最大限にリリースするために、圧の適用を調節しやすくなるからです。

そこで、もう少し注意してこのテクニックを見ていきましょう。イラストの都合上、再度、C4 の上で C3 が右回旋していると仮定しましょう。右関節面が閉じた状態で固まっているか、左関節面が開いた状態で固まっているか、あるいは両側が固定されているかのいずれかでしょう。C3 は右回旋しているので、右側屈していなければならないのは、例外はあるものの頚椎の動きはすべてタイプⅡと前述しているので、お分かりでしょう。もし C3 が右側屈しているならば、左の側屈と回旋は制限されるでしょう。つまり、右への側屈と回旋が容易に行えることを意味しますが、左への側屈と回旋は行えないのです。関節面に取り組むために、C3 が側屈・回旋できない方向を知る必要があります。

最初に右椎間関節面をリリースします。左手で患者の後頭部を持ち、治療台から持ち上げてください。治療台の上に肘をつくことで、頭を楽に支えることができます。それから、できるだけ楽に動かせる範囲で、頭と頚を左に側屈・回旋させてください。前屈と側屈の両方とも閉じた状態で固まっている右椎間関節にアプローチできます。それから、閉じた状態で、固まっていると考えられる右の椎間関節の脊椎溝あるいは関節柱上に示指か中指を置いてください（**図 4.8**）。患者の頭を左側屈位に保ちながら、指を脊椎溝に沈めていき、待ってください。椎間関節がリリースされた時、いつもの指標である組織の弛緩と矢状面に沿って頚部が伸張していく感覚に気付くことでしょう。しかし、それ以外にも何か感じるでしょう。C3 は右の椎間関節が固まっているので左側屈と左回旋ができないこと

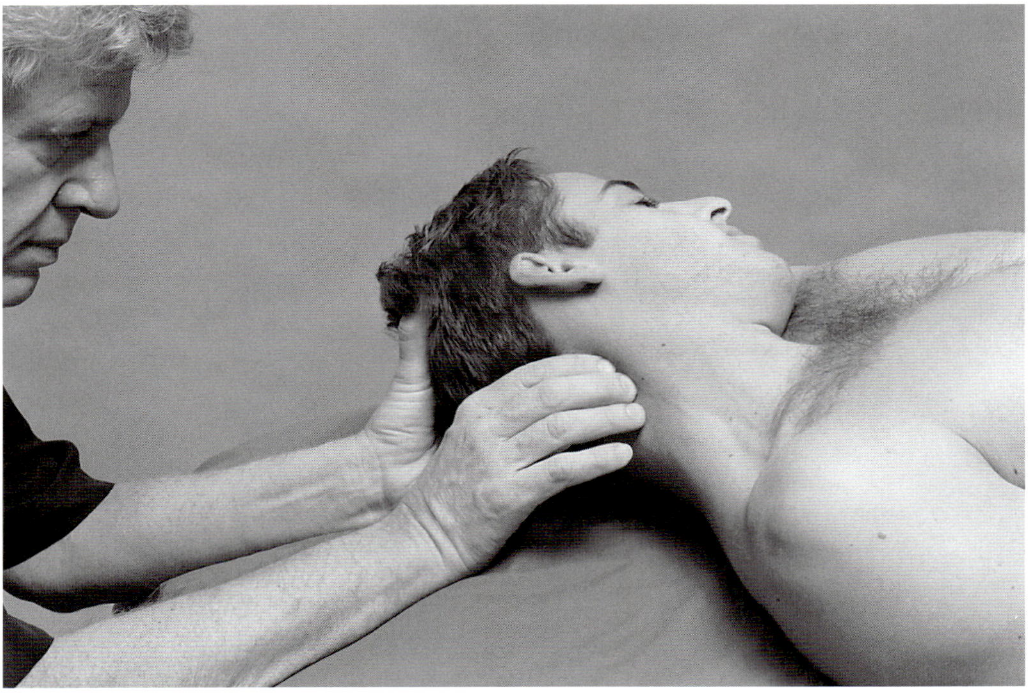

図 4.8

を思い出してください。椎間関節がリリースされる時、頭と頚が少しだけさらに左側屈・左回旋することも感じるでしょう。もしこの椎間関節が頚で唯一制限されているのなら、固まりがリリースされて左側屈と左回旋は容易に動くようになります。

ここで、開いた状態で固まっているとみなした左の椎間関節面をリリースしてみましょう。もう一度、右手で患者の後頭部をそっと支えて、治療台の上に肘をついて持ち上げてください。**図 4.9** と**図 4.10** に示しているように、開いた状態で固まっている椎間関節の左の脊椎溝あるいは 2 つの関節柱の間に左の示指と中指を置いてください。

より簡便にするために、患者の頭が左母指と示指の間の部分で支えられるようにしてください。

次に患者の頚を後屈することを示すために前方にほんのわずかだけ押します。右手で、頚と頭が楽に動く範囲でできるだけ左に行くように、側屈・回旋させ、待ってください。椎間関節がリリースされた時、組織の弛緩と矢状面に沿った伸張感覚が起きるのが分かるでしょう。その結果、患者の頭と頚がさらに左へと側屈・回旋します。

このテクニックを試したり、少し変えて試してみることはよいアイデアです。左示指を違う場所に置いてみるのも一つの方法です。脊椎溝の中や C3 と C4 の

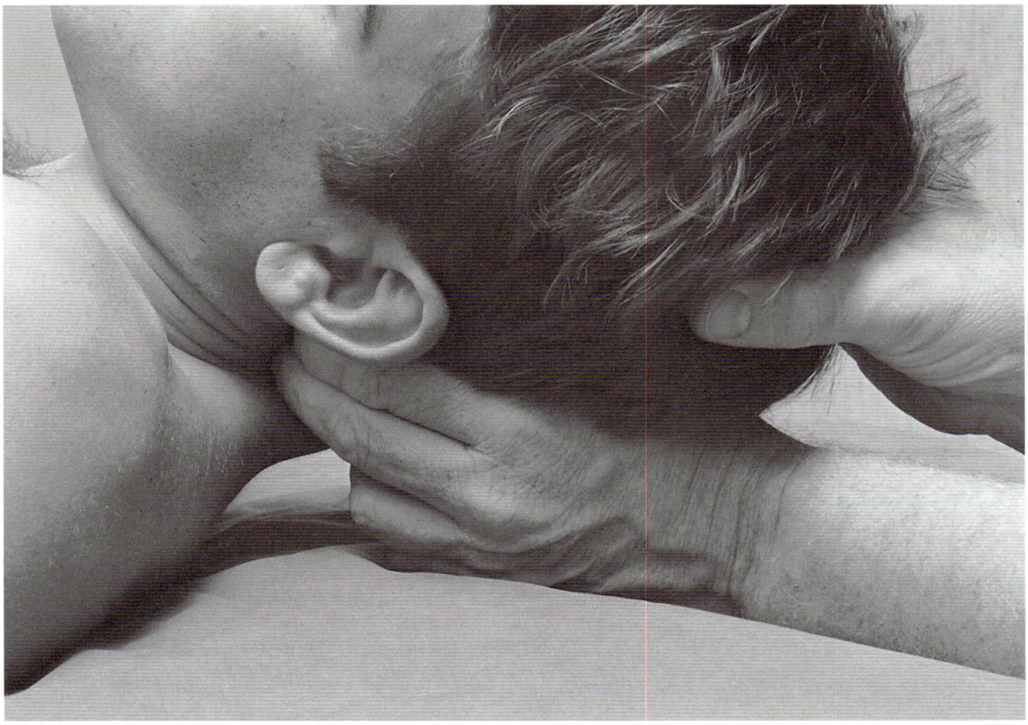

図 4.9

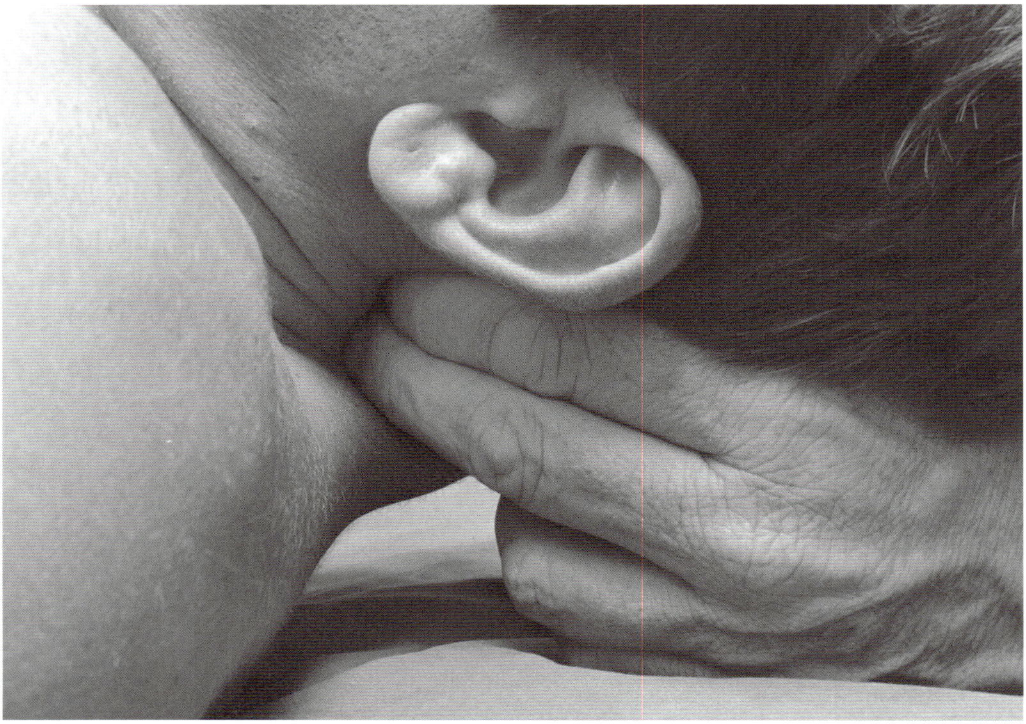

図 4.10

横突起の間、あるいはC3とC4の横突起のわずか前方に示指を置いて、患者の頭と頚を左へ側屈・回旋させるにつれて、このテクニックがどのように効果をもたらすかみてください。

また、関節面がリリースされるのを消極的に待っている必要はありません。開いた状態か閉じた状態の椎間関節のいずれかに圧を加えながら、左側屈方向に頭をやさしく捻ったり、軽く揺すったりしてみてください。また、効果的に直接的方法と間接的方法を組み合わせることも可能です。

側屈や回旋ができない方向に、患者の頭や頚を捻ったり揺らしたりする直接的テクニックで、椎間関節の制限にアプローチすることができます。

しかし、もし患者の身体があなたの直接的テクニックに反応するのを待っていたり、間接的テクニックによって固まっている椎間関節にアプローチして組織のダンスに従うのを待っているのであれば、ダンスを待っている間、揺らすことと回旋させることを試してみてください。それから、さらに揺らしたり回旋させて、再びダンスを待ってください。それを満足なリリースができるまで繰り返してください。椎間関節が完全にリリースされるまで、2度ほどこのテクニックを行わなければならないかもしれませんが、それは驚くことではありません。

この“関節チャレンジ・テクニック”は、どの椎間関節がどのように固まっているかを決定するための動きの検査法と一緒に用いることもできます。それは次章で学ぶことになります。その検査法はあなたのアプローチをより効率的にし、固まっている椎間関節に重要な指標を与えることになるでしょう。固まっている関節は関節のある位置よりも、より重要であることを思い出してください。テクニックの適用前後に回旋の確認をするだけでは、機能障害やそのリリースのチェックのためには完全ではありません。椎骨が回旋して元に戻ったと考えられても、まだ関節面の制限から完全にリリースされていないように感じられるかもしれません。椎骨がわずかに回旋しているように思われていても、実際にはいかなる関節面の制限も持たないことがあります。

あなたが今から学ぼうとしている動きの検査法は、回旋の触診に頼ることなく、頚椎椎間関節面の制限をみつけたかどうか、またそれらをリリースすることができたのかどうかが分かる、とても明白な方法になるでしょう。

第５章
頚椎の動作テスト
Motion Testing the Cervical Spine

オステオパシーの医師達（オスラオパス）によって開発された頚椎の椎間関節における制限を評価するための動作テストは、“トランスレーション・テスト（水平移動テスト）”と呼ばれています。この単語上の“トランスレーション”は、真っ直ぐ、あるいは曲がった面に沿って誘発される動作に関して言及しています。このテストは簡単で優雅なものです。患者の頭と頚を前屈・後屈させて、水平面に沿ってそれぞれの椎骨を右から左へ、左から右へと押します。もし、椎骨が右から左へは動き、左から右へは動かなければ、椎間関節の制限を見つけたことになります。

患者の頚を前屈で保持し、椎骨を動かし、関節が開くかどうかを評価します。もし、関節面での制限がなければ、前屈で椎間関節は開くでしょうし、椎骨を左から右、右から左へと水平移動できるでしょう。しかしながら、前屈で右から左への水平移動ができても、左から右へ水平に移動させることができなければ、水平に椎骨が動かない、閉じた状態で固まっている椎間関節を見つけたことになります。同様に、患者の頚を後屈位にさせた状態で椎体を水平移動し、椎間関節が閉じるかどうかの検査をしてください。もし後屈位で、頚が右から左へ水平移動できなければ、横への水平移動ができない、開いた状態で固まっている椎間関節を発見していることになります。

水平移動動作の欠如は、どこに椎間関節の制限があるのかを示しています。前屈位においての動きの欠如は閉じた状態で固まっている椎間関節を示し、後屈位での動きの欠如は、開いた状態で固まっている椎間関節を表しています。前屈位において、関節の制限は動作制限とは反対側にあり、後屈位では同側にあるのです。

これは奇妙に聞こえるかもしれません。あるいは、最初は矛盾しているようにさえ思われるかもしれませんが、このテストの論理と、C2 – C7 におけるタイプⅡ（側屈と回旋の方向が同じ）のバイオメカニクスを理解すれば完璧に理に叶っていることが分かります。

現時点では、まだこのテストの論理に関心を持ったり、どちら側の椎間関節に制限があるかの決め方に関心を持たなくてもかまいません。このテストのこうした重要な側面には、すぐにたどり着けるでしょう。それをする前に、留意しておく重要な相違があります。それは、関節での制限と動きの制限との違いです。最初にこの簡単な違いを理解していなかったり、知らなかったりすると、優秀なセラピストであっても後で、迷ってしまうかもしれません。

椎間関節の制限は動作制限の原因になります。ある方向に頚椎を水平移動できなければ、この動きの欠如は、椎間関節の制限だと判断できます。どの椎間関節で制限が起きているかを推測するため、動作制限の確認を行います。

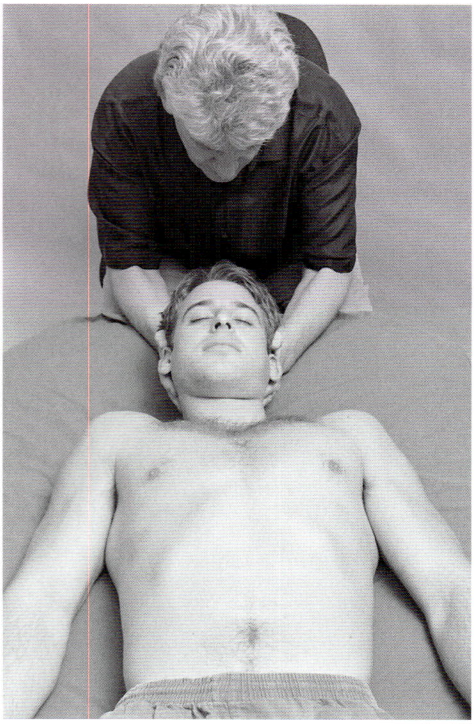

図 5.1

胸椎と腰椎の“前屈・後屈テスト”で学んだものとは違い、頚椎では、どのように椎骨が回旋しているかということからではなく、動作制限から関節面の制限を推測することになります。この相違を覚えておくことが重要です。回旋からではなく、動作制限を判断基準にします。

水平移動が何であるか、どのように機能するのかを理解するために、患者に背臥位に寝てもらい、練習してみましょう。患者の頚を比較的真っ直ぐにするように注意してください。確かに、この姿勢は椎間関節の制限を判断するための必要な情報を得るには、最適なものではありません。そうした情報を得るためには、前屈位や後屈位で椎体の水平移動を行わなければならないのです。しかし、最初にこの方法で水平移動の練習を行うことで、患者の頭と頚の前・後屈を維持することに注力することなく、テストがどのように機能するかを理解できます。

治療台に患者の頭と頚を楽に横たえてもらい、真っ直ぐにした状態で、C3を水平移動することから始めていきましょう。まずC3を見つけ、それぞれの横突起上に示指と中指を置いてください。手掌と母指球を使って頚椎の上方部分と頭部を安定させ、保持してください。

水平面に沿って左から右、右から左へ指と手を一体にして手掌を動かすことで、患者の頚を水平に移動させてみてください（**図 5.1**）。くれぐれも水平面に沿って

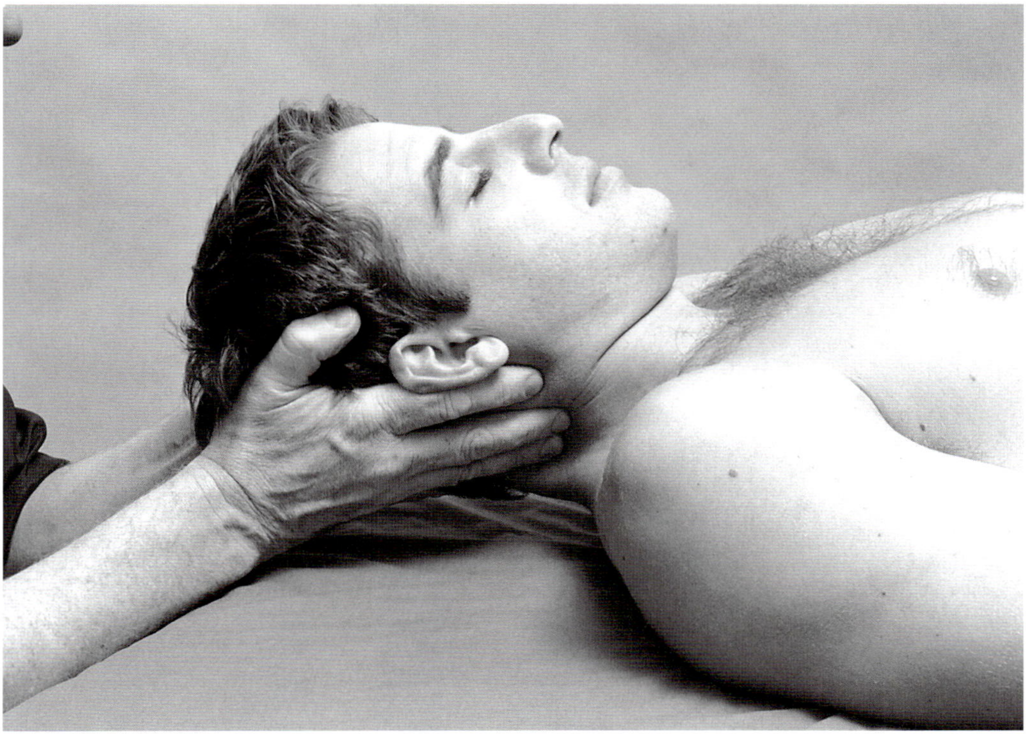

図 5.2

動かし、その最中に患者の頚が側屈しないように十分に注意してください。水平面に動かすことで、頚と C3 は自動的に側屈するでしょう。C3 を水平移動させようとしている間に、うっかり側屈させてしまったら、判断をすることが難しくなるでしょう。指の下で何が起きているかを感じ取ってみてください。C3 は“右から左”と“左から右”のどちらにより動くでしょうか？　もし、よく分からなければ、右から左、あるいは左から右に簡単に明確に動かない椎骨を見つけるまで、C2 から C7 まで行って確認してみてください。

あなたは椎骨の中に決して水平移動しないものがあることに気付くかもしれません。一方向にのみ明らかに水平移動し、逆方向にはしない椎骨が見つかるまで、こうしたケースは無視してよいのです。正しく水平移動させ、その際に側屈が入らないように注意してください。水平移動だけで、側屈を生み出せることを感じることができましたか？

C2-C7 の水平移動に慣れてしまえば、前屈位で C3 の水平移動を行ってみてください。まず治療台の上で肘を安定させます。手掌と母指球で C3 より上の頚椎と頭部をそっと持ち、支えた上で、治療台から頭を持ち上げてください（**図 5.2**）。肘をてこにすることは非常に重要で、そうすることで頭部の保持に不要な力を使わなくて済みます。多くの患者は、セラピストの手に頚の自由を委ねると

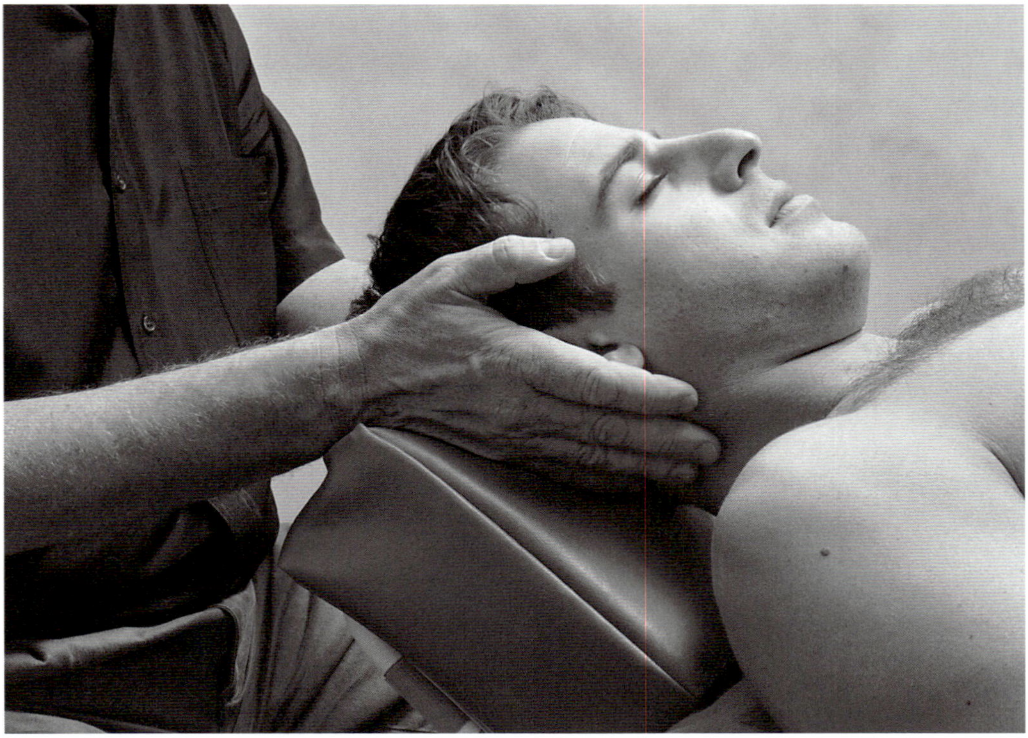

図 5.3

いう、あまり快適ではない時間を過ごさなければならないため、あなたの手の中で安心や安全を感じれば感じるほど、彼らはよりリラックスすることができます。

もし、あなたがこの姿勢を楽にとることが難しいようであれば、前屈および後屈位で簡単に頭部が載っていられるように、顔用の受け台を使ってみてください(図 5.3)。

いずれにしても治療台から頭を持ち上げ、頚を屈曲位にします。手掌と母指球で頭と C1 – C2 を支え、水平面に沿って右から左へ C3 を水平移動させ、それから左から右へも行ってください。どちらか一方が他方よりも、より大きく水平移動するでしょうか？　もしそうならば、閉じた状態で固まっている椎間関節がどちら側かを推測するための動作制限を見つけたことになります。もし、C3 が右から左へ水平移動するものの、左から右へはしないのであれば、動作制限は左にあります。ですが、今ここでは、動作制限の発見から、閉じて固まっている椎間関節側がどちら側にあるかまでを推測するかについては、あまり考えず、動作制限だけを感じてください。もし、C3 が両側に水平移動するなら、水平移動しない椎体を探してください。

今度は後屈位で水平移動を行ってみましょう。頚の簡単な伸展を行うために、頚の下に示指の外端を滑り込ませて、患者の頚をやさしく押しながらに、頚を下方へとやさしく押してください。手掌と母指球で頭部と C1 – C2 を支え、まず

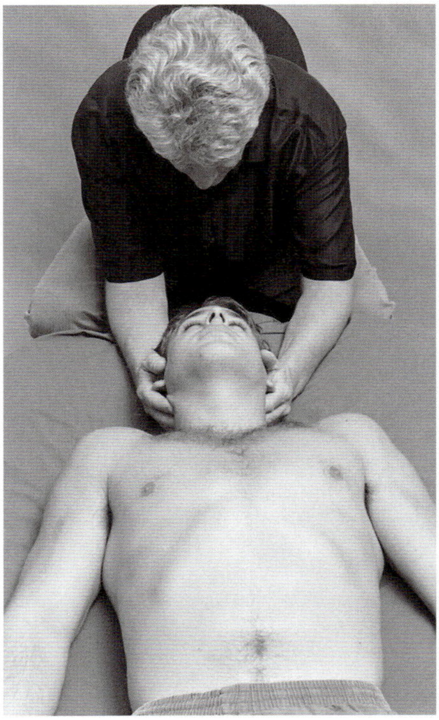

図 5.4

C3 を一方向に水平移動させ、続いて逆方向も行います（**図 5.4**）。もし、C3 の水平移動が一方向で反対方向よりも大きければ、開いた状態で固まっている椎間関節がどちら側かを推測することができる動作制限を見つけたことになります。もし、C3 が左から右へ水平移動され、反対方向ができなかった場合、動作制限は右側にあります。繰り返しますが、この点において、開いた状態で固まっているのがどちら側かを学ぶことに関心を持つのではなく、動作制限を感じることを学んでください。もし、C4 の上の C3 で動作制限を見つけられなければ、それを見つけるまで、他の頚椎を調べてください。

C1 を除くすべての頚椎で水平移動を練習しましょう。前屈および後屈で、個々の椎骨の位置を探しあてることや、動作制限の有無を感じることに関して、ある程度の自信を得られるまで行ってください。たくさんの異なる患者を相手に練習した後で、頚にはかなりの個人差や違いがあることに驚かされるでしょう。頚によっては、しなやかな軟部組織とともに非常に柔軟性に富んでいるように思われても、椎間関節の制限を示す場合もあります。

その一方で、すべての椎間関節のレベルで硬くこわばっているように思われるものもあります。もちろん、すべてのレベルで調整をするべきだと思われる頚を見つけることもあるでしょうが、そういった場合、比較的椎間関節での制限は少ないのです。体験により、すべての人はそれぞれに異なるということ、また、ある人にとっては制限を感じることが、他の人にとっては動作制限がなく感じることを学ぶかもしれないということです。究極的には、あなたは身体のどの部分を施術しようとも、制限しているものを感じることができるように練習しなければなりません。

ここまでで、ある程度水平移動に慣れてきているかと思います。そこで、動作テストとそこから集められる情報をもう少し詳しく見てみましょう。水平移動は自動的に同側に側屈と回旋を取り入れます。頚に関しては、C1 は例外として、側屈と回旋は常に同じ方向で対をなしているので、もしどの方向に椎骨が側屈できないかが分かれば、その方向に回旋もできないということも分かるのです。

患者の頚を前屈あるいは後屈で水平移動する、しないにかかわらず、もし C3

が右から左に水平移動でき、左から右ができなければ、動作制限は左にあり、椎骨は右に側屈と回旋しており、そのことから左側屈と回旋を妨げている、固まっている椎間関節が存在することが分かるのです。

どの椎間関節が制限されているかを理解するのは極めて簡単です。前屈位で右から左へC3を水平移動できるものの、左から右はできなかったとしましょう。左への動作制限の発見は、C3がC4の上で右側屈・右回旋していること、C3は左側屈・左回旋ができないことを意味しています。前屈でテストしているので、閉じた状態で固まっている椎間関節を発見していることも分かるのです。従って、C3は閉じた状態で固まっている椎間関節を持っており、C3は右側屈・右回旋なので、閉じた状態で固まっている椎間関節が右側であることが分かるのです。

別の患者の頚を後屈でテストし、同じ動作制限を見つけたと仮定しましょう。後屈で左に動作制限を発見したとします。すると、C3は簡単に右から左へ水平移動するのに、左から右にはできません。この発見は、C3は右側屈・右回旋しており、左側屈・左回旋はできないことを示しています。後屈でテストしているので、開いた状態で固まっている椎間関節を発見していることになります。C3はC4の上で右側屈・右回旋しており、椎間関節は開いている状態で固まっているので、開いている状態で固まっている椎間関節は左側であることが分かります。

この練習から２つ簡潔な規則が即座に浮び上がります。

1）前屈位で椎体を水平移動した際に、動作制限を見つけた時、動作制限とは反対側で椎間関節は閉じた状態で固まっている。

2）後屈位で椎体を水平移動した際に、動作制限を見つけた時は、動作制限と同側で椎間関節は開いた状態で固まっている。

胸椎と腰椎のための前屈・後屈テストの記憶が、この水平移動テストの理解を混乱させないように注意してください。頚椎に関しては、動作制限がどこで起きているかを決定することが、椎間関節の制限がどこにあるかを推測していることを思い出してください。

胸椎や腰椎のように、椎骨がどのように反対に回旋しているのかということで、椎間関節での制限の位置を予測しているのではありません。頚椎において、椎間関節の制限を推測するために用いる判断基準は、動作制限であって、回旋ではありません。胸椎と腰椎では、閉じた状態で固まっている椎間関節は回旋と同側に、開いた状態で固まっている椎間関節は回旋とは反対側にあると推測します。頚椎では、閉じて固定された椎間関節は動作制限の反対側に、開いて固定された椎間関節は同側にあると推測します。

頚部の水平移動での判断基準に関して言えば、“固まっている椎間関節が同側にあるのか、反対側にあるのか”は、胸椎や腰椎の前屈・後屈テストに対して逆になります。

なぜ、このような法則が機能するのでしょうか？　同じ例で続けてみましょう。もし、閉じた状態で固まった椎間関節がなければ、患者の頚を前屈させた時、すべての椎間関節は開くでしょうし、水平移動した時にいかなる動作制限も見つからないでしょう。前屈で水平移動して、動作制限に遭遇した時、その原因は閉じた状態で固まった椎間関節です。この例において、C4の上でC3が右側屈・右回旋していること、右椎間関節は閉じた状態で固定されていることを水平移動が教えてくれているのです。右から左へ水平移動した時、左椎間関節はその動作が起きるように制限なく開かなければなりません。左椎間関節は開くことに関してまったく制限を受けないので、右から左へ水平移動できるのです。しかし、左から右への水平移動を試みる時、状況は変わります。左から右への水平移動は、右椎間関節が開くことができる場合にのみ起こり得るのです。しかし、右椎間関節は閉じた状態で固まっているので、開くことができず、左から右へ水平移動することができないのです。左側に動作制限を感じるのは、右椎間関節が開かず、閉じた状態で固まっているからです。右側で動作制限を感じないのは、右から左へ水平移動するに従って、左椎間関節が開くことができるからです。

次は患者の頚を後屈させた時です。もし開いて固まった椎間関節がなければ、すべての頚椎は閉じられているでしょうし、水平移動した時にいかなる動作制限にも出合わないでしょう。

後屈で水平移動している間に動作制限を見つけたら、その原因は開いた状態で固まった椎間関節です。この例において、C3はC4の上で右側屈・右回旋しており、左椎間関節は開いた状態で固定されていることを水平移動は教えてくれるのです。後屈で右から左へ水平移動する時、右椎間関節はその動作が起こるために閉じられなければいけません。右椎間関節は制限を受けずに閉じられるので、容易に右から左へ水平移動ができるのです。

左から右にC3を水平移動するには、左椎間関節は閉じられなければなりません。しかし、それらは開いた状態で固まっているので、閉じることができず、それゆえに左から右にC3を水平移動できないのです。左側に動作制限を感じるのは、左椎間関節が閉じずに、開いた状態で固定されているからです。右側に動作制限を感じないのは、右から左へ水平移動させるために右椎間関節は閉じることができるからです。

多くの人の頚を使って水平移動の練習をした後、前屈と後屈の両方で動作制限を発見するという現象に気付くかもしれません。例えば、前・後屈の両方で左から右へのC4の水平移動は問題ないが、右から左への移動ができないというケースだとしましょう。前・後屈の両方で右側に動作制限があるケースを見つけた場合、両側の椎間関節が固まっていることを意味しています。左椎間関節は閉じた状態で固まり、右椎間関節は開いた状態で固まっています。もし、前・後屈で左側に動作制限を発見したら、右椎間関節は閉じた状態で固まっており、左は開いた状態で固まっていることを意味しています。

このように前屈・後屈の両方で両側に動作制限を示す頚に遭遇することもあるでしょう。両側性の動作制限は、関節炎、あるいは硬くこわばった筋肉や筋膜のような、単純なものが原因である場合があります。後者の場合、まずこれらの筋膜制限をリリースしなければなりません。

椎間関節の制限を評価するための頚の動作テストに関する方法を学んでいる時には、テストの論理を明らかにしようとして、混乱しないようにしてください。動作制限を感じることを学び、椎間関節の制限を推測するために与えられた、簡潔な規則を用いることに集中してください。

胸椎や腰椎の前屈・後屈テストと違い、頚部の水平移動は側屈・回旋・前屈・後屈のみならず、左と右の水平移動も含んでいるのです。テストの結果を理解することに努める一方で、これらすべての条件を覚えようとすることは、非常に複雑で、分かりずらくなる可能性があります。そこで、ここでは C2 –C7 の簡潔な規則を以下に紹介します。

もし、前屈位で水平移動に動作制限がある場合、動作制限と逆側で椎間関節は閉じた状態で固まっている。

もし、後屈位で水平移動に動作制限がある場合、動作制限と同側の椎間関節は開いた状態で固まってる。

本書で示された他の法則と同様、あなた自身の理解のために、自分なりにこれらの法則を再構築していただいても結構です。もし、これらの法則を暗記しているか、見ることができるコピーを持っていたら、患者の診察や施術の際に悩まずにすむでしょう。

あなたが他の多くのセラピストと同じであれば、このテストの論理を使って自分のやり方を考えようとはせず、単に、このテストを臨床に使ってください。そのほうがどの椎間関節が固まっているかを素早く決定することができると思います。

頚部の椎間関節の制限に取り組む第４章“ショットガン・テクニック”を練習してきていれば、それらをどのようにリリースするかはすでに分かっているかと思います。“トランスレーション・テスト（水平移動テスト）”はより正確に、どこでどのように椎間関節の制限が起きているかを探しあてる、さらなる能力を与えてくれるのです。“トランスレーション・テスト”はもう一つ大きな利点を持っています。前述のように、あなたにとって頚部の椎間関節の制限がリリースされているかどうかを知る唯一の方法が、椎骨の回旋が元に戻っているかどうかということだけなら、あなたは信頼できる指標を持っているとは言えません。水平移動は、椎骨が回旋して元に戻っているかを確認することよりも、椎間関節がリリースされているかどうかを決定する上で、正確な情報を与えてくれるのです。

これらのテクニックを習得すればするほど、セラピストは“患部がどのようにリリースされたいか”ということを、患者の身体と自由にコミュニケーションできるようになります。

椎間関節の制限に取り組むために、頭と頚を回旋・側屈させる時、患者の身体は時にリリースされる前に逆側に回旋と側屈をしようとする時があります。

このような軟部組織のダンスに従う準備をしておく必要があります。たとえ、理論に反する方向に患者の身体が動こうとしてもです。直接的テクニックから間接的テクニックへの移行や、身体の要求に応じて再び戻ったりできるようになってください。椎間関節の制限に向き合う時、あなたの行う誘導に身体が反応するのを待ちます。頭と頚は、あなたが保持している方向とは逆側に回旋・側屈しようとするかもしれません。

最終的にリリースされるまで、頭と頚は左右に回旋・側屈するかもしれません。あるいは、椎間関節はリリースされるために単に直接的にセラピストが誘導した方向に向かうかもしれません。

必ず施術の結果を確認してください。テクニックを用いた後、確実に椎間関節の制限をリリースしているか確認するため、もう一度頚椎を水平移動させてみます。あなたが満足する椎間関節のリリースにたどり着くまでに何度かこのテクニックを行わなければならなくても、驚いてはいけません。他の脊柱をリリースするために学んだテクニックと違い、頚椎は時には椎間関節をリリースするまで、いくつかのテクニックが必要になることがあります。

次章では、C2（軸椎）の上のC1（環椎）の制限とC1（環椎）の上の後頭骨の制限をリリースする方法を学んでいきましょう。

第6章
環椎と後頭骨
The Atlas and Occiput

頚についての理解を完全にするため、C2（軸椎）の上のC1（環椎）制限とC1（環椎）上の後頭骨の制限をいかにリリースするかを知る必要があります。そのテクニックはすでにこれまで学んできたものと似ており、とても簡単に応用できます。

正常なC2上のC1の動作における90%は回旋です。側屈もある程度しますが、臨床的視点からはさほど重要ではありません。C1に問題が起こった時、それは回旋制限によるものです。どちら側の横突起が前方、もしくは後方にあるかどうかを触診することによって、C2の上でC1が回旋しているかどうかを知ることができますが、多くの場合、C2の上でC1が回旋していることを触診で感じるのは難しいものです。加えて、C1はわずかに回旋している場合があっても、関節面の制限を示さないことがあるのです。一般的に、簡単な動作テストを行うことによって、正確に機能障害を知ることができます。

まず、治療台で患者に背臥位になってもらってください。そして両手で患者の頭部を持ち、頚椎を屈曲させ、頭が約45°持ち上がった状態にします。この状態にすることでC2－C7はロックした状態になり、回旋の際に、C1が後頭骨とともに動くことが強制されるようになります。この位置で頚椎を維持し、頭を左に回旋させ、続いて右にも回旋させてください（**図6.1**、**図6.2**）。もし、C2の上でC1の動きに制限がなければ、頭を自由にそれぞれの方向に、簡単かつ明白に回旋させることができるでしょう。もし、C1の回旋が制限されていると、一方向に容易に頭部を回旋させることはできるかもしれませんが、逆方向には同じようには回旋させられないでしょう。従って、もし頭部が右に回旋し、左には同じようにいかなければ、C1は右回旋し、左回旋において制限されていることになります。

頭部の左回旋が右回旋よりも大きければ、C1は左回旋し、右回旋は制限を受けているのです。

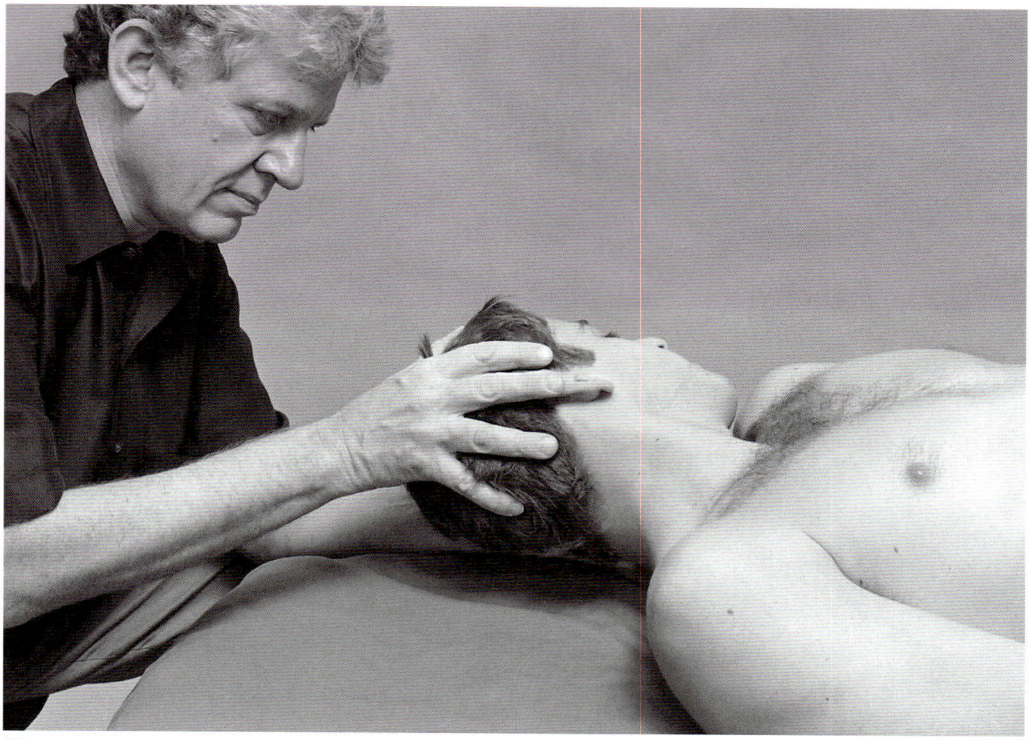

図 6.1

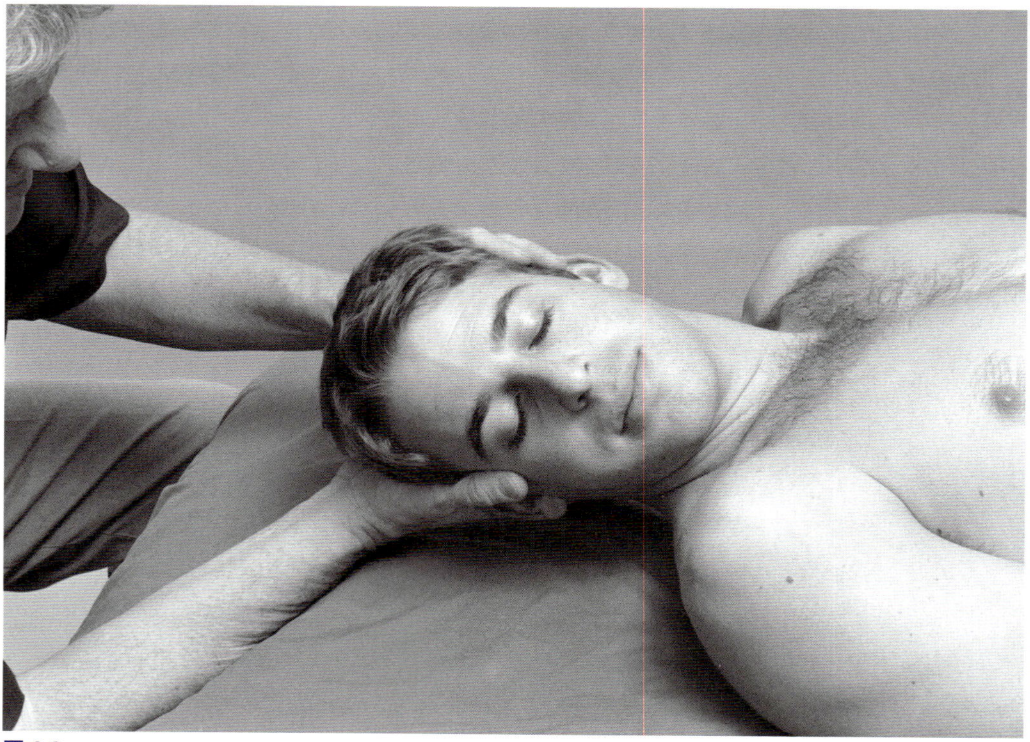

図 6.2

C1をリリースすることは容易です。患者の頭を45°屈曲に保ち、制限されている方向に回旋させます。もし、検査でC1が左回旋しているようであれば、頭を右に心地よくいくところまで回旋させてください。右示指と中指、あるいはどちらかを右横突起の後方表層に近いC1の後弓上に置き（**図6.3**）、頭部のすべての重さが指にかかるようにしてください（**図6.4**）。しかし、指がC1の右横突起先端にはかからないように注意してください。ここに置くと、このテクニックそのものが機能しないばかりか、患者に不必要な痛みを起こしてしまうでしょう。リリースを待つ間、患者の頭の重さが指にかかるようにするだけでよいのです。頭部と同様にC1がゆっくりと右へどんどん回旋し始めるに従って、制限がリリースされていく慣れ親しんだ感覚を感じるでしょう。組織がリリースされるのを待つか、頭部をやさしく右に回すか軽く揺らすことで、リリースを促すことができます。回旋制限を完全にリリースしたかどうかを確認するために、もう一度検査を行ってください。固まっている環椎を完全にリリースするために、このテクニックを複数回にわたって行うことが必要になるかもしれません。

C1上の後頭骨の動きの制限はよく見られ、もしリリースされなければ、これらの制限は再発してあなたを悩ますことになるでしょう。C1 – C7に対して素晴らしい完全なリリースを行っても、後頭骨についての影響を考慮し、アプローチしなければ痛みを取ることができません。時々、C1上の後頭骨の制限は、C2上の環椎の制限がリリースされた後ですら、再発させてしまうことがあるのです。時間の経過とともに、そして徐々に、これらの制限は脊柱の至る所に現れ、他の制限の原因となり得るのです。

正常であろうと異常であろうと、前屈位と後屈位の両方において、C1の上での後頭骨の動作はすべてタイプⅠ（側屈と回旋の方向が異なる）です。後頭骨とC1の間には椎間板はなく、関節は前・後屈した際に、他の脊柱で見られるような形では開閉しません。むしろ、後頭顆は前屈した時に、C1の上方の関節面上の凹みの上後方に滑るのです。また、後屈時にはC1上で前方に滑ります。例えば、右に側屈した時に、右の後頭顆はC1の関節面上で下方に滑り、左の後頭顆は上方に滑るでしょう（前屈位と後屈位の両方において）。もし、C1上の後頭骨での制限を見つけたら、後頭骨は伸展位（もしくは後屈位）で、もしくは屈曲位（あるいは前屈位）で固まっている、と言うことができるでしょう。

前屈位や後屈位で後頭顆は開閉しないので、閉じた状態で固まっているとか、開いた状態で固まっている、という表現は用いません。

C1の上での後頭骨の動きの制限の評価のために、信頼性の高い“トランスレーション・テスト（水平移動テスト）”を行ってみましょう。前屈位で水平移動している時に制限を見つけたら、後頭顆は後方に滑ることができないことを意味

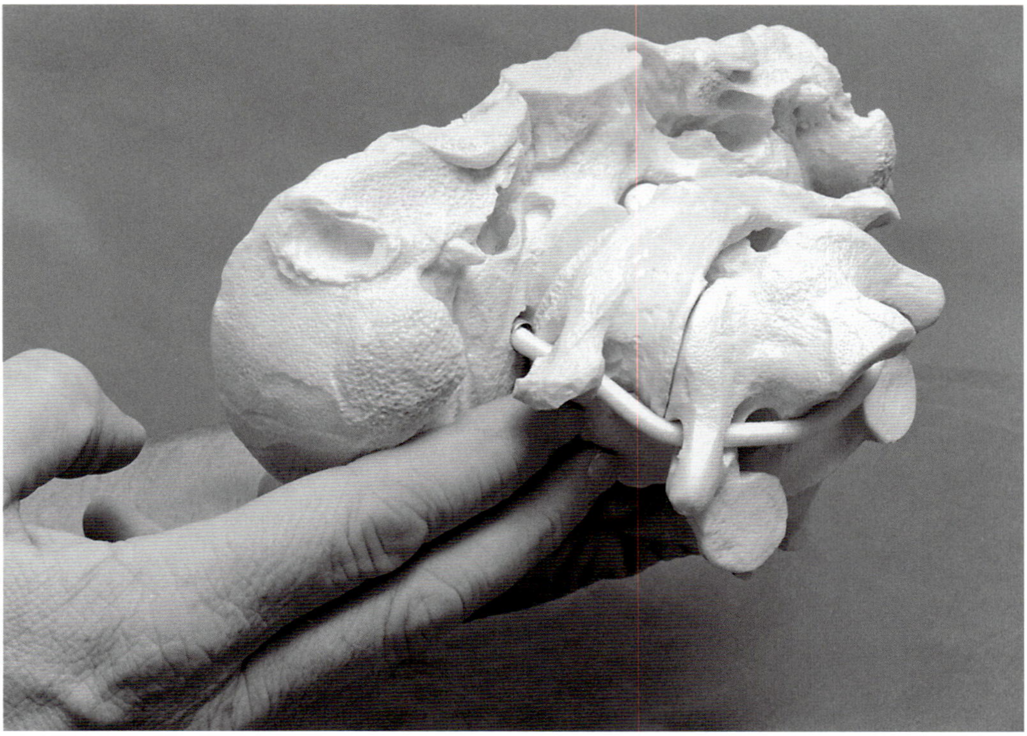

図 6.3

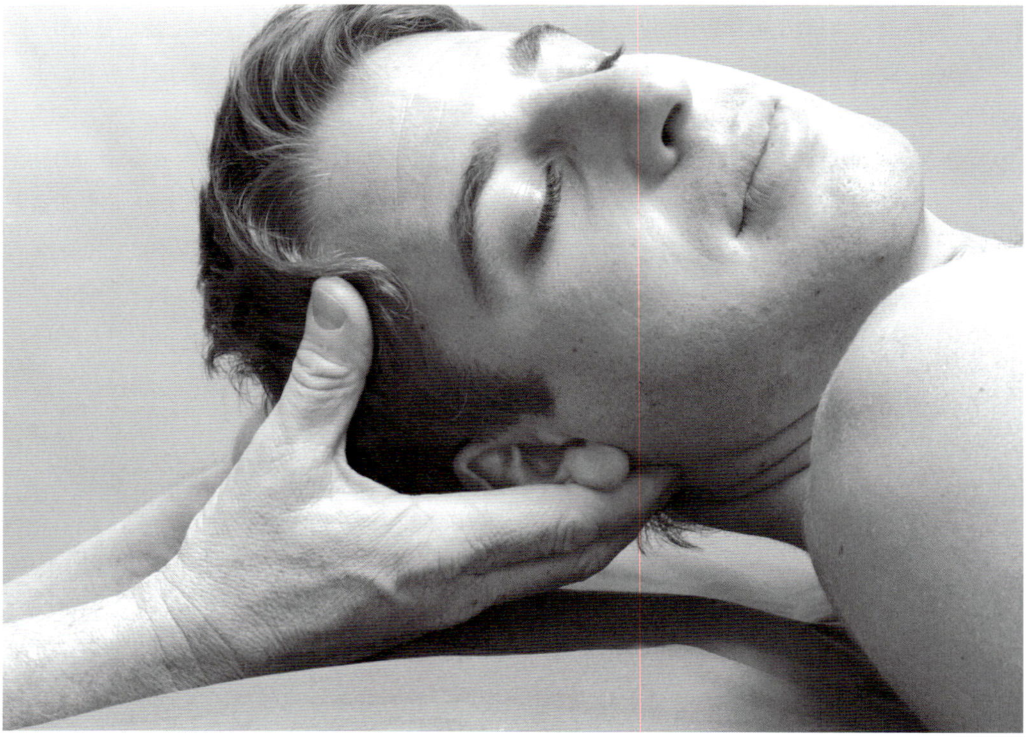

図 6.4

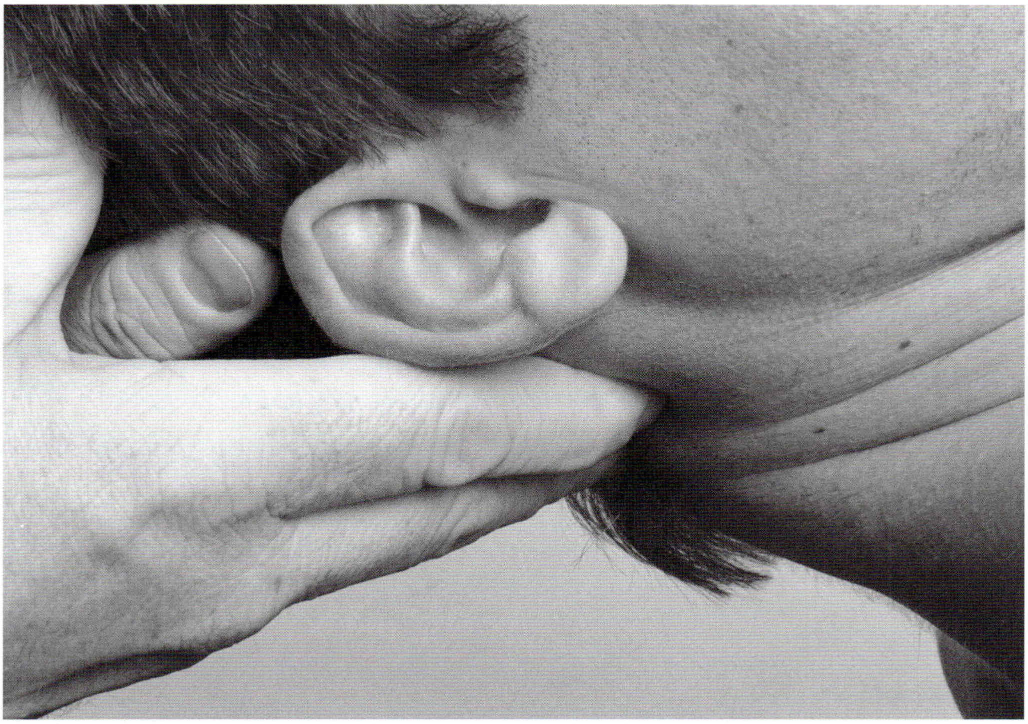
図 6.5

します。なぜなら、それは伸展位あるいは後屈位で、前方で固まっているからです。後屈位で水平移動している間に動作制限に出合ったら、屈曲もしくは前屈位で後方に固まっていることによって、後頭顆は前方に滑ることができないことを示しています。

C1 をリリースするために学んだものとほぼ同じテクニックによって、簡単かつ素早く C1 上の後頭骨での制限をリリースすることができます。２つのテクニックの唯一の違いは、指を置く位置です。

制限の位置を特定するために、屈曲位・伸展位の両方で、患者の頭部を、右から左、左から右に水平移動します。

前屈位で後頭骨の水平移動は左から右へはでき、右から左へはできないと仮定しましょう。水平移動は側屈を行わせることになり、また前屈位で検査を行っているので、右側に動作制限が見つかるということは、後頭骨は左側屈・右回旋しており、伸展位か、もしくは後屈位で固まっているということなのです。

この後屈位での制限をリリースするために、前屈位で頭と頚を保持してください。患者が側屈できない方向に側屈と回旋を行います。つまり、このケースでは右ということになります。右の後頭顆近くの後頭骨基底部（Base of Occiput）上に右示指と中指を置き、患者の頭部の全体重が指にかかるようにします（**図**

6.5）。そして、リリースを待つか、右側に優しく回旋、側屈あるいは軽く揺らすことでリリースを促してください。頭部がゆっくり側屈し、右に向いていく中で組織が緩んでくることを感じるでしょう。完全に制限がリリースされたことを確認するために、もう1度検査を行ってください。

検査とテクニックは基本的には後屈位でのものと同じものです。頭と頚を後屈させ、後頭骨を両方向に水平移動させます。もし、頭部が右から左に容易に水平移動でき、左から右にはしない場合、後頭骨は屈曲位もしくは前屈位で右側屈・左回旋した状態で固まっていることになります。

この前屈位での制限をリリースするために、左後頭顆のそばの後頭骨基底部を、左示指と中指に委ねている間に頭部を後屈位に保った状態で左側に側屈、回旋させてください。そして、リリースを待つか、優しく頭部を左に回すか、軽く揺らしてリリースを促進します。頭部を左に側屈、回旋するに従って、組織が緩むのを感じるでしょう。必ず結果を再検証してください。C1 上の後頭骨の制限を十分にリリースするのに、複数回の施術を行うことが必要なことは稀ではありません。

C1 上の後頭骨の制限のバイオメカニクスを説明することは、時に複雑で、分かりにくいこともありますが、検査で制限箇所を見つけ、リリースしていく中で理解していただけると思います。もし、前屈位もしくは後屈位で動作制限を認識したら、水平移動できない方向へ頭部を側屈させ、回旋させます。

どちらのポジションで動作制限を見つけるかによって頭部を前屈位もしくは後屈位に維持し、必要に応じて圧をかけます。それだけです。

以下のような、あなた自身のためのルールを作りたくなるかもしれません。たとえば、「前屈位と後屈位で C1 上の後頭骨を水平移動する時、動作制限を見つけた側は、椎間関節制限が見つかる側である」というようなルールです。

実際のところ、まるでこのルールが正しいかのようにテクニックは機能するのですが、それは正しくはありません。

第5章の最初でも述べましたが、前屈位で動作制限を見つけた場合、椎間関節制限は動作制限と逆側にあります。後屈位では、椎間関節制限は動作制限と同側にあります。後屈位で、動作制限の方向へ頭部を回旋させたり、動作制限のある側に圧をかけたりすることは臨床的に理に叶っています。しかし、前屈位では椎間関節制限と動作制限とが逆側なので、動作制限のある側に頭部を回すのは理に叶っているものの、動作制限のある側に圧をかけるのは、理に叶っているとは言えません。動作制限のある側の逆（椎間関節制限がある側）に圧をかけたほうが、より効果的と考えるかもしれません。興味深いことに、このテクニックは前屈位では非常によく機能します。なぜ、よく機能するのかは私には分かりません。

このテクニックが機能する理由とどのように機能しているかを推測することはできますが、あなたの治療の腕が上がるかどうかは、確かではありません。その代わりに、そのルールが正しくない理由を考えてみましょう。また、実際に起こっていることを詳細に反映するようなルールを考え出してみましょう。そうすることであなたがどのようにテクニックを活用したらよいかを示してくれるでしょう。

後屈位にしてC1の上にある後頭骨を水平移動させる時、後頭顆が前方に滑るかどうかを検査するケースを考えてみたいと思います。もし後屈位で動作制限があれば、関節顆の一つが後方で固まっていることを意味します。

前屈位でC1の上にある後頭骨を水平移動させる場合、後頭顆が後方に滑るかどうかを検査するケースを考えてみましょう。もし前屈位で動作制限があれば、後頭顆の一つが前方で固まっていることを示します。正しいルールを編み出すために、動作制限で固まっているとされる後頭顆をいかに推測するかを知る必要があります。

後屈位で後頭骨を水平移動させ、左から右への水平移動ができるものの、右から左へはできないことを発見したと仮定しましょう。後頭骨は側屈すると、常に逆側に回旋することは分かっているので、この右側の動作制限が後頭骨は左側屈と右回旋していることを示してくれるのです。

後屈位において、水平移動は後頭顆が前方に滑るかどうかをテストしているので、もし動作制限を見つけたら、後頭顆の一つは屈曲位もしくは前屈位で固まっているということも分かるのです。もしそれが屈曲位もしくは前屈位で固まっているのであれば、それは後方で固まっているということになります。

これであなたはどちらの後頭顆が固まっているかを理解するために必要なすべての情報を持っていることになります。

もし、後頭骨が右回旋しているならば、後頭骨の右側は後方、左側は前方ということになります。もし、後方に固まっていて右回旋しているのならば、後方の固まっている側は右側でなければなりません。

なぜ、このように機能するのでしょうか？　後屈位での後頭骨の水平移動には、後頭顆が前方に滑ることが必要になります。右から左への水平移動において後頭骨の動作制限をみつけた場合、右後頭顆が後方に固まっているため、前方に滑ることができないことを意味します。この場合、逆方向、つまり左から右の水平移動はできます。なぜなら、左後頭顆は固まっておらず、前方へ滑ることが可能だからです。右後頭顆は後方に固まっており、左に側屈し、右に回旋しているので、左から右に水平移動させる時、後頭骨は左に側屈し、右に回旋するのです。その結果、後頭骨の右側がすでに回旋し、後方に固まっているとされている方向に向けて後方に滑る間に、左後頭顆は前方に滑り、左に側屈するのです。従って、後屈位で後頭骨を水平移動させる時、椎間関節制限があるほうと同側に動作制限を感じることになります。

では前屈位で患者の頭部を右から左へ水平移動させた時、動作制限が見つかったとしましょう。この場合、左から右への動作制限はありません。椎間関節制限は動作制限とは逆側の左にあります。しかし、どのようにこの結論に達するのでしょうか？　右側の動作制限を見つけることで、後頭骨が左側屈・右回旋していることと、後頭顆の一つが後方に滑ることができないため、前方に固まっていることが分かります。いったん後頭骨が右回旋で、一つの後頭顆が前方に固まっていると分かってしまえば、前方に固まっているとされている後頭顆は、左でなければならないことが分かります。後頭骨が右回旋、右の後頭顆が後方で、左の後頭顆が前方ということになります。水平移動の結果、後頭顆が前方に固まっていることを示していることから、固まっているのは左側になります。

あなたはすでにこの方法がなぜ前屈位で機能するかをおそらく理解できているかもしれませんが、その論理について順を追ってみてみましょう。後頭骨が両方向に水平移動するには、後頭顆は前方への滑りが可能でなければなりません。上記の例において、動作制限は右側です。後頭骨が左から右に水平移動できるのは、左後頭顆が前方に滑ることで左に側屈できるからです。左の後頭顆が前方に滑るに従って、後頭骨は右に回旋します。右後頭顆はすでに右に回旋し、滑って後方にあるので、その方向に滑ることはできるのです。しかし、右から左に後頭骨を水平移動させるためには、左後頭顆は後方に滑ることができなければなりません。左後頭顆は前方に固まっているので、水平移動できず、右に動作制限を感じるでしょう。

“まるで○○の法則のように”法則を使って、単に患者の頭部を動作制限のある方向に回し、後頭顆が滑らない状態を非常に効率的にリリースするために、前屈位と後屈位の両方で、動作制限のある側に圧をかけることもできます。もしくは自身で、屈曲位と伸展位で滑らない状態の箇所がどこに見られるかが分かるので、どのようにアプローチするかをより細かく選択できます。

ここでの法則は、前屈位で前方に固まっている後頭顆は、動作制限の逆側にあり、後屈位では後方に固まっている後頭顆は、動作制限と同側にあるというものです。

もし、後屈位で動作制限を見つけたら、上記に示された概略に従ってテクニックを使えばよいのです。もし、前屈位で動作制限を見つけたら、後方に固まっている後頭顆に直接アプローチする方法を適宜選択することができます。

左から右に水平移動させる間に、前屈位で動作制限を見つけたと仮定しましょ

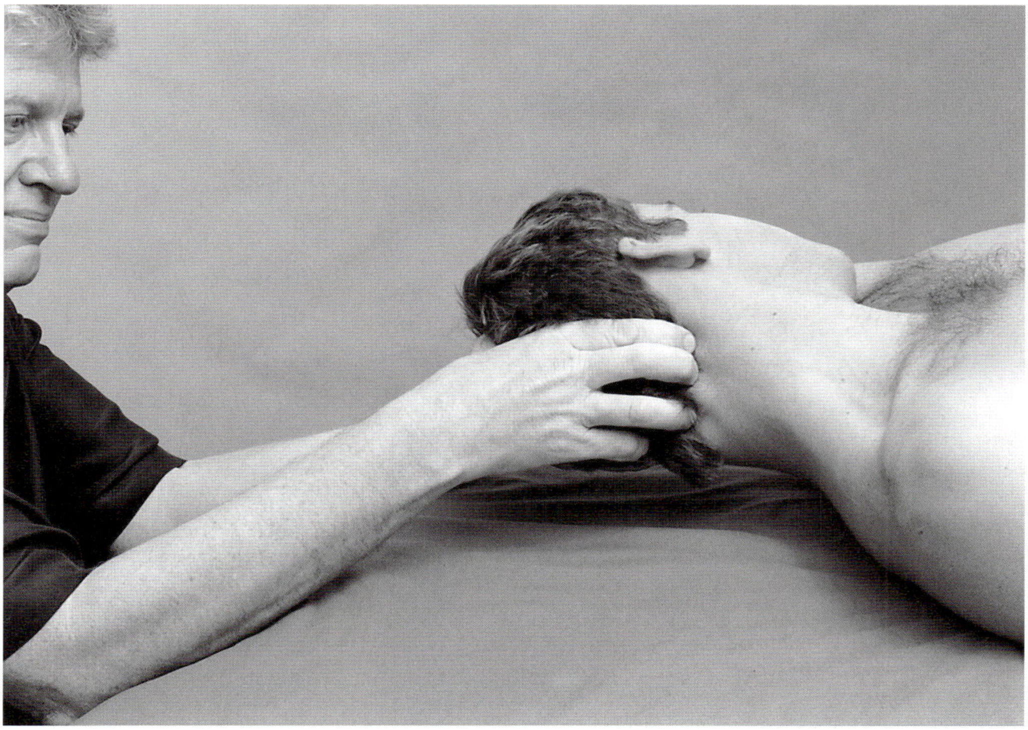

図 6.6

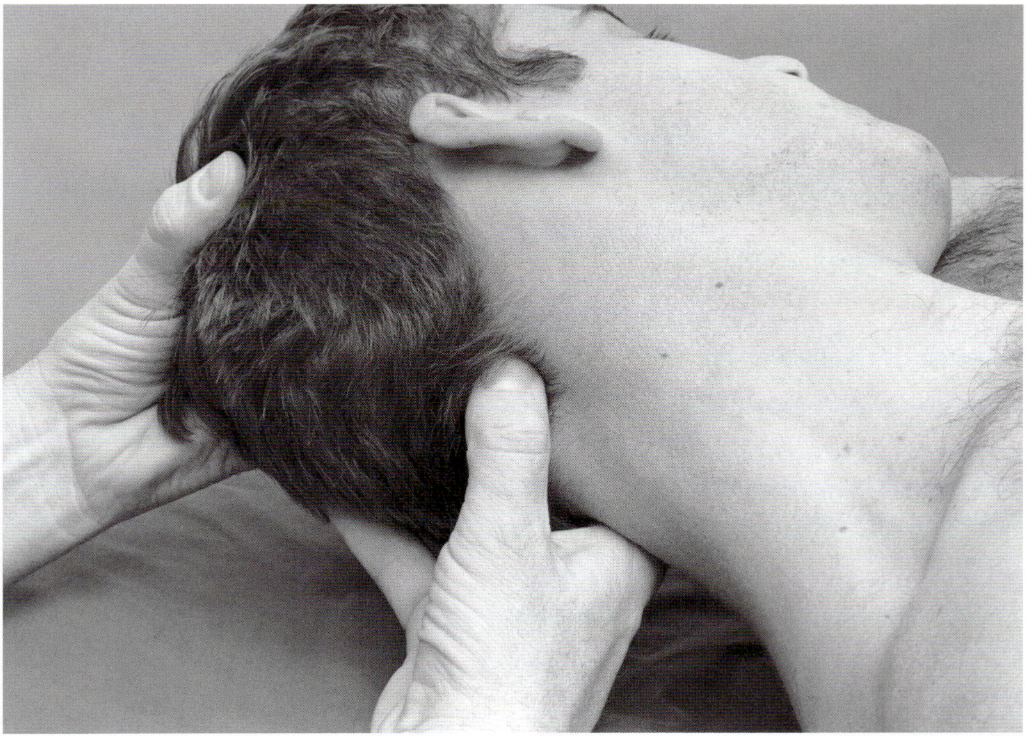

図 6.7

う（右から左では動作制限なし）。右の後頭顆は前方に固まっていて、後頭骨は左に側屈できません。前屈位で患者の頭部を保持し、左手で頭部を左側に側屈・回旋させてください。右の前方に固まっている後頭顆のそばに右示指と中指、あるいはどちらか一方を置き、あたかもあなたが右後頭顆を前方に固まっている位置から動かそうとしているかのように、後上方に向けて圧をかけてください（**図6.6**）。あるいは、後頭骨基底部に沿って左示指の橈側をあてるようにし、右前方に固まっている後頭顆付近に右母指の先端を置いてください。患者の頭部を左に側屈・回旋させるに従って、後上方へ向けて母指で圧をかけてください（**図6.7**）。

患者の頭部を左に回し、右手の指あるいは母指で圧をかけることによって、椎間関節の制限にアプローチするのです。患者の頭部を左に回すことで、左側屈と左への回旋を促進し、そのことによって、後頭顆は後方に滑るのです。その一方で、右手の指もしくは母指によって制限は取り除かれるので、後方への滑りは実際に起きるようになります。いつものように、リリースを待つか、頭部をゆっくり、さらに左に回旋させるか軽く揺らすことで、リリースを促してもかまいません。しかし、常にダンスに従うことを忘れないでください。また再度検査を行うことで、結果を検証してください。

次章では脊柱のもう片方の端である仙骨に注目していきます。仙骨のバイオメカニクスとその制限をリリースする方法を見ていきましょう。

第7章
仙骨
The Sacrum

仙腸関節は、羽を持たない二足歩行動物に痛みをもたらす、悪名高い関節です。この関節に関連した痛みが非常に多くあるにもかかわらず、“sacrum（仙骨）”という単語が“the sacred bone（神聖な骨）”を意味するのは興味深いものです。

仙腸関節は、骨盤と仙骨の接合によって形成されています。この関節の機能障害は、骨盤が仙骨に与える影響、もしくは仙骨が骨盤に与える影響に起因している可能性があります。もし、固まってしまった仙腸関節の原因が骨盤にあるならば、それは仙腸関節機能障害と呼ばれます。仙骨が原因であるならば、仙骨の機能障害と呼ばれるのです。

本章では、仙骨の機能障害の把握と治療方法を学び、次章では、仙腸関節の機能障害にどのように対処していくかを学んでいきます。

専門家によれば、仙骨は14の異なるタイプの動作ができます。これらのすべての動作を説明することは、非常に興味深いかもしれませんが、セラピストが興味を持っていないと退屈になるでしょう。

本章の目的は、複雑なバイオメカニクスの説明で最初に読者を疲れさせてしまうことなく、仙骨をリリースするための一連の素早く簡潔な方法について教授することです。最も簡単なバイオメカニクスの説明だけで仙骨についての探究を始めていくことで、読者の方々がすぐに仙骨リリースのテクニックの練習を始められるように進めていこうと思います。仙骨がどのように機能しているかということにあなたの手が慣れた後で、バイオメカニクスを通じたアプローチを学んでいきます。

仙骨の動き

前屈した時に、仙骨底は背中側（後方）、およびわずかに上方へ移動します。後屈時は逆方向、つまりお腹側（前方）と下方に移動します。この仙骨の前後の動きは、S2を貫いている横断面の軸に沿って起こります。仙骨底の前後の動きは、通常、ニューテーション（nutation: うなずき）とカウンターニューテーション（counternutation: 起き上がり）と呼ばれますが、この動作に言及する時は、前方うなずきと後方うなずきという簡単な名称を使っています。

患者の仙骨を見つけるために、最初にL4の棘突起の位置を探しあてます。ニュートラル・ポジションで座らせるところから始めましょう。いずれか1本の指を使って、腸骨稜から脊柱に想像上の水平線を引きます。指がたどり着いた棘突起はL4となります（**図 7.1**）。L5の棘突起へと下がっていき、それから仙骨底へともう一段下がっていきます。あるいは、仙骨溝を見つけることで、仙骨底を見つけます（**図 7.2**）。仙骨溝は細い垂直な溝で、もし母指を上後腸骨棘（PSIS）から内側に滑らせていくと、その溝に沈んでいくでしょう。右母指を右仙骨底か右仙骨溝に置き、左母指は左仙骨底か左仙骨溝に置きます。患者に体幹を前屈・後屈してもらいながら、前屈時に仙骨底がどのように後方うなずきするのか、後屈ではどのように仙骨底が前方うなずきするのかを観察してください。

いろいろな位置で仙骨の動作を感じることができるということは、得られた結果を再確認する上で有益です。ここでは患者に治療台で腹臥位になってもらってください。もう一度、母指を仙骨底の上に置いてください。**図 7.3** で示したように、患者には上体を起こしてもらい、肘で身体を支えてもらうようにします。そしてその際に仙骨底がお腹側（前方）に動くかどうかを確かめてください。

次に患者を背臥位にし、骨盤を後傾させるようにしてください。この行為は、

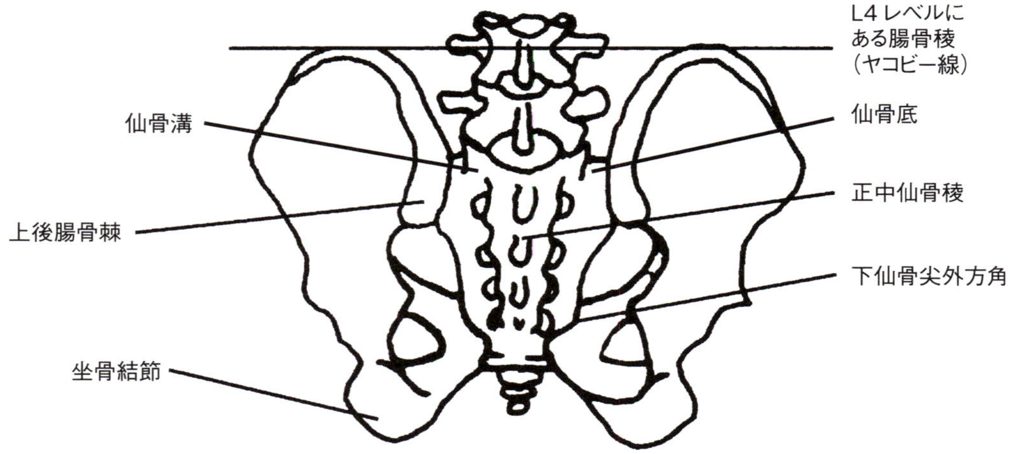

図 7.1

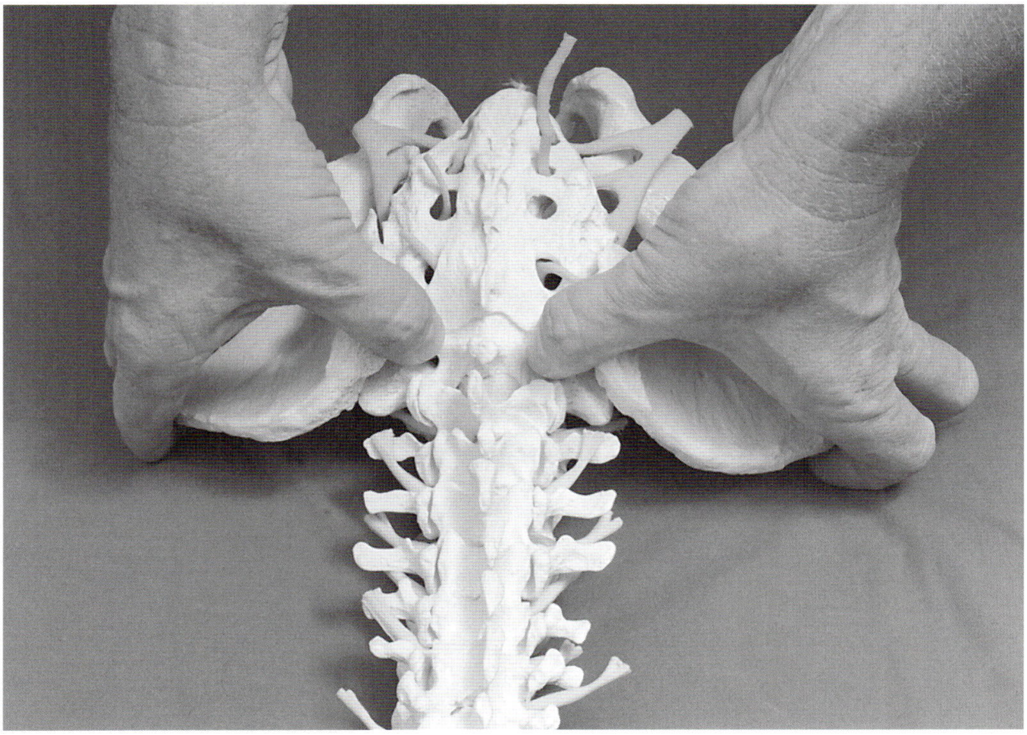
図 7.2

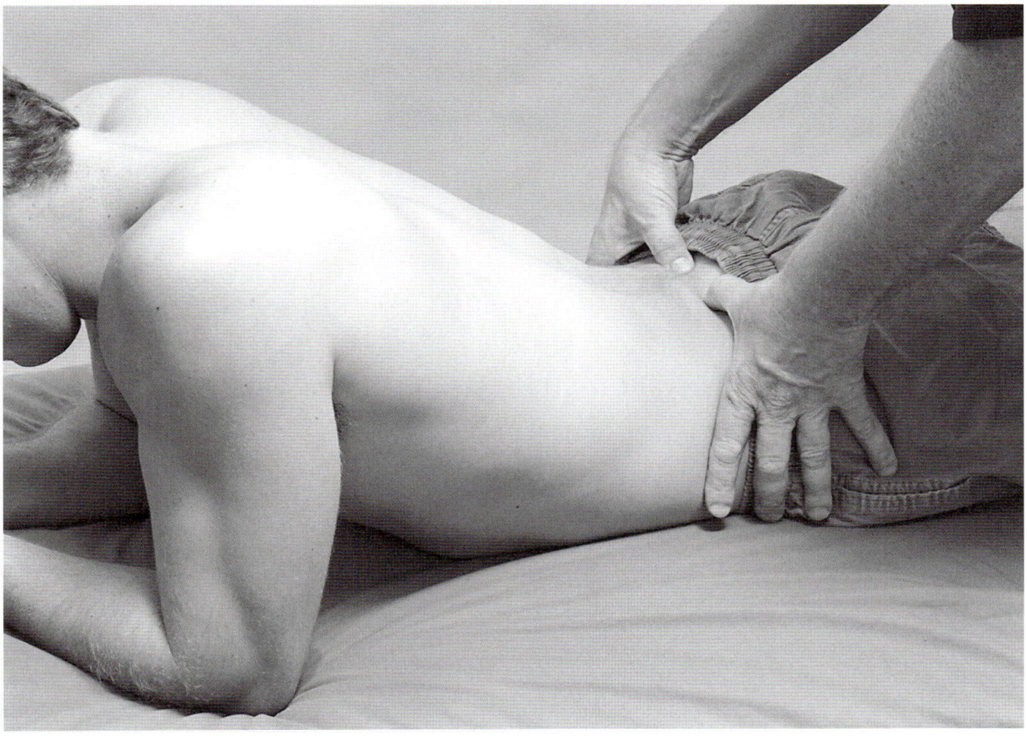
図 7.3

体幹の前屈と同じ結果をもたらすでしょう。たいていの人は、骨盤を後傾させることが、何を意味するのかを理解していないので、治療台の表面に向かって骨盤部分をゆっくり押し付けるようにして、傾けることを指示する必要があるかもしれません。骨盤を後傾させるにつれて、仙骨底が後方うなずきするかどうかを感じてください。もし、前方うなずき・後方うなずきのいずれも感じなければ、両側の仙骨が固まっていることを発見したことになります。仙骨底は両側が後方うなずきの位置に、もしくは両側が前方うなずきの位置に固まっているということです。

仙骨はまた、側屈と回旋もできます。もし、関節が固まっていなければ、歩行中に片方の脚からもう片方の脚に体重移動をするにしたがって、仙骨に側屈と回旋が起きます。多くの専門家の意見は、仙骨ではタイプⅠ（側屈と回旋の方向が異なる）の動作を行い、側屈と回旋が逆側で対をなす、ということで一致しています。仙骨の側屈と回旋は「torsion」（捻転）とも呼ばれます。仙骨の捻転は、椎骨の回旋と同様に名付けられました。もし、右仙骨底が背中側（後方）ならば、仙骨は右回旋（それと左側屈）あるいは右捻転です。もし、左仙骨底が背中側（後方）ならば、仙骨は左回旋（それと右側屈）あるいは左捻転です。捻転の点から、回旋と側屈を説明することは、より正確ではあるものの、より複雑でもあります。よってこれらの理解については後にすることにしましょう。

もし、仙骨底がニュートラル・ポジションで右回旋しているならば、おそらくそれは機能障害を起こしており、それゆえに関節は異常な位置で固まっていると考えられます。右仙骨底が後方うなずきで固まっているか、左仙骨底が前方うなずきで固まっているかのいずれかであるとしても、どちら側が固まっているかをどのように決定するのでしょうか？　患者を前屈・後屈させて、それぞれの側がどのように動くかを見てみましょう。

患者が体幹の前屈・後屈をした時、前屈で仙骨の回旋がみえなくなり、後屈でより回旋が悪化するようならば、右側の仙骨が背中側（後方）に固まっていることが分かります。右仙骨は軸となり、その周りで仙骨は体幹の前屈・後屈において回ることを余儀なくされるのです。仙骨底は背中側(後方)に固まっているので、体幹の後屈でお腹側（前方）には動くことができません。従って、体幹の後屈を行っても右仙骨底の位置は変わらず､背中側（後方）で固まったままの位置になり、その一方で左仙骨底はさらにお腹側（前方）に動くことで、仙骨の回旋はより悪化します。

体幹の前屈では、右仙骨底は位置を変えず、その一方で前屈により左仙骨底は後方に行くので、回旋は消失しているように錯覚します。

もし、仙骨が右回旋・左側屈で左仙骨底がお腹側（前方）で固まっていると、何が起こるのでしょう？　この場合、左仙骨底は固定された軸点となり、その周りで体幹の前・後屈で仙骨は回ります。患者が体幹を前屈させた時に、左仙骨底がお腹側（前方）に固まったままの状態で、右仙骨底は背中側（後方）へさらに動くのです。その結果、回旋はさらに悪化するように思われます。

たとえば患者の体幹を後屈させた場合、左仙骨底はお腹側（前方）に固まったままですが、この場合、右仙骨底はお腹側（前方）へ動き、回旋が消失するように思われます。このようにして、仙骨の回旋を見つけた時、どちら側が固まっているかを特定する簡単な法則を作ることができます。

もし、体幹の後屈で仙骨の回旋がより極端になったら、仙骨が回旋している側は、背中側（後方）で固まっています。もし、後屈で仙骨の回旋が消失したようであれば、回旋と逆側がお腹側（前方）で固まっています。

この法則をどのように表現するかはあなたの自由です。私は単に体幹の後屈の点から法則を述べることとします。なぜなら、私の場合はしばしば、仙骨の機能障害に対する評価は、患者を治療台に腹臥位にして行うからです。患者に治療台から降りてもらって丸椅子に座らせるよりも、通常は腹臥位で仙骨の回旋を見極めたほうがはるかに便利で、より簡単です。しかし、みなさんは練習のために腹臥位と座位の両方で“仙骨のテスト”のやり方を学ぶべきでしょう。いかなる場合においても、これらの法則を説明するには多くの表現方法があります。

もう一つの分かりやすい表現としては、「体幹の後屈で回旋が消失した場合、回旋と逆側で仙骨はお腹側（前方）に固まっており、体幹の前屈で回旋が消失したら、回旋している側で仙骨は背中側（後方）に固まっている」という言い方があるでしょう。

仙骨のための間接的テクニック

仙骨が回旋していることが触診で明らかになったら、それを元に戻るように回旋させるための簡易な間接的テクニックを用いることができます。

第1章で椎骨を逆回旋させるために学んだ、最初のテクニックを思い出して下さい。仙骨に同じ方法を用いることができます。患者を座位もしくは腹臥位にして、母指を仙骨底の左右それぞれに置きます。仙骨が左回旋していたら、左仙骨底は後方、右仙骨底は前方ということになります。右母指の圧を増すことで、さらに回旋するように仙骨を押し、待ち、ダンスに従っているうちに、回旋してしまっている仙骨は元に戻ろうとします。

すでにお分かりのように、この種の間接的テクニックは、関節面の制限に取り組むものではありません。結果として、固まってしまった関節をリリースするため、効果が小さい傾向にあります。

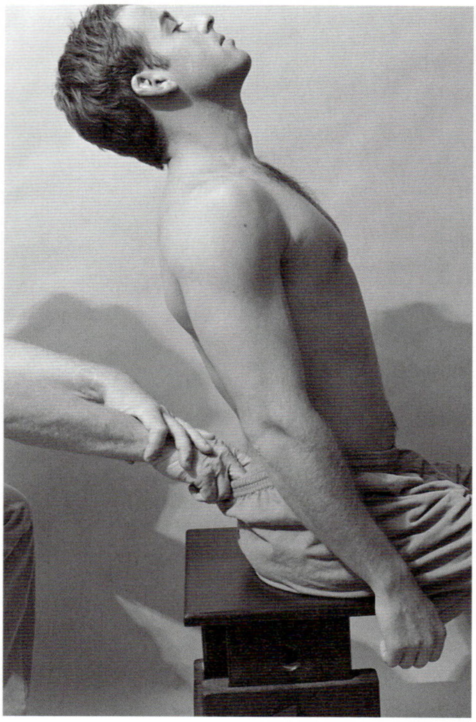

図 7.4

固まっている関節の治療に取り組む前に、固まっている関節の位置と、前方もしくは後方のどちらに固まっているかを知らなければなりません。片側が前方あるいは後方のどちらかに固まっていることを決定するために、体幹の前屈・後屈テストを行ってください。

もし、仙骨が右に回旋していて、右側が後方で固まっているなら、仙骨の右側が前方に動くように患者の体幹を後屈させ、前方および少し下方に向けて右仙骨底に1kg程度の圧をかけてください（そして組織のダンスとリリースが起きるのを待ってください）。このテ

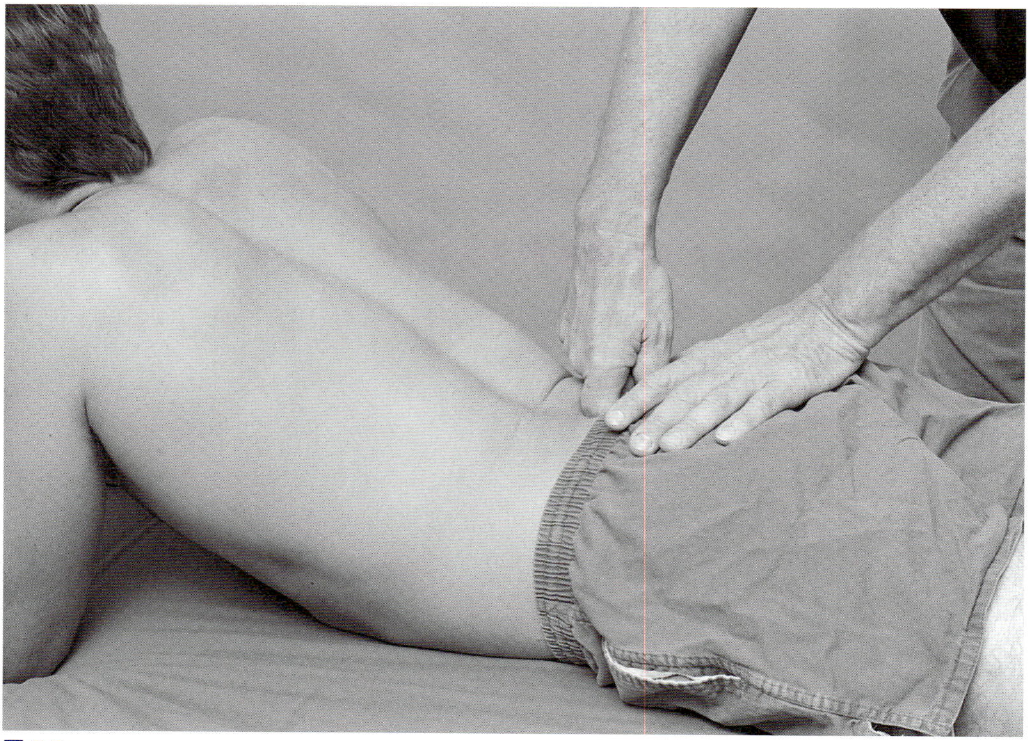

図 7.5

クニックは座位で行うこともできますし（**図 7.4**）、また、腹臥位では体幹を後屈させるために肘で上体を支えた状態で、後方に固まった側にアプローチすることもできます（**図 7.5**）。

もし、この患者の仙骨が右回旋で、左側の前方で固まっていたら、仙骨の左側が後方に動くようにするために、患者に体幹の前屈をしてもらってください。母指を使って、下方に向けて左仙骨底に1 kg 程度の圧をかけてください。もう一方の母指で、左側をてこを使って自由に動かそうとしているかのように右仙骨底を押し、あるいは右側を前方にさらに押し下げてください。そしてダンスとリリースが起きるのを待ってください。このテクニックは座位でも（**図 7.6**）、腹臥位でも用いることができます。腹臥位で、体幹を前屈させるために、患者の腹部の下に二枚重ねの枕を置き、前方に固まっている側にアプローチし、圧をかけてください（**図 7.7**）。

もし、仙骨の評価をした結果、仙骨が後方うなずきで両側が固まっているようであれば、両側にアプローチするため、患者の体幹を後屈させ、仙骨底のそれぞれの側に母指で等しく約1 kg の圧をかけてください（**図 7.8**）。前方および少し下方に圧をかけ、ダンスとリリースを待ってください。もちろん、このテクニッ

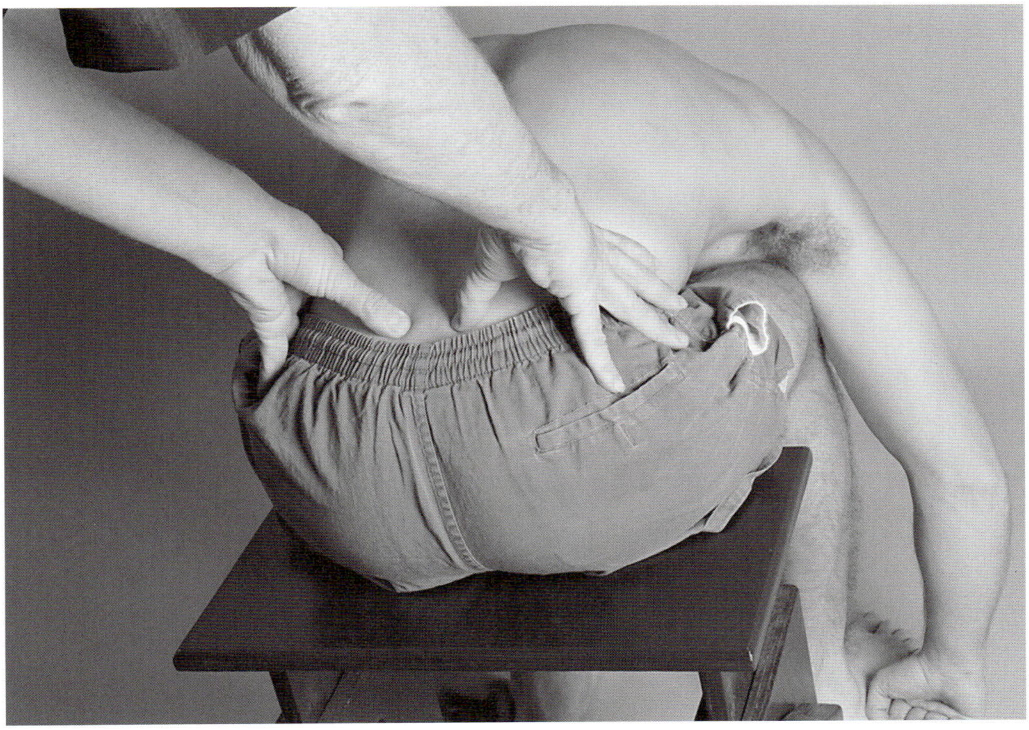

図 7.6

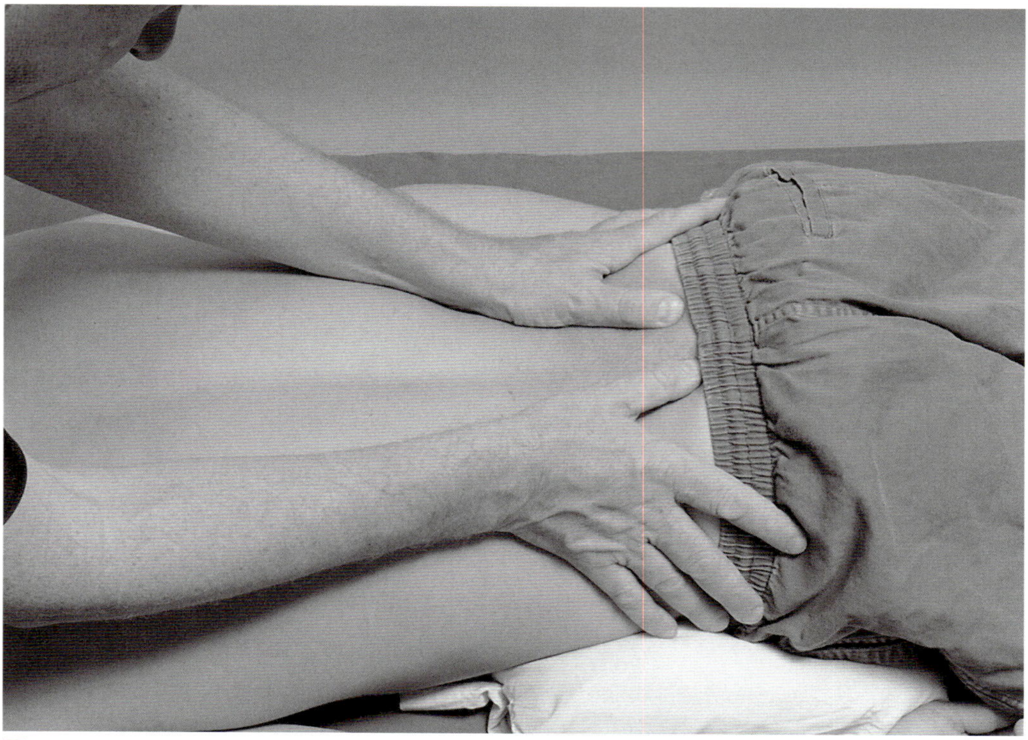

図 7.7

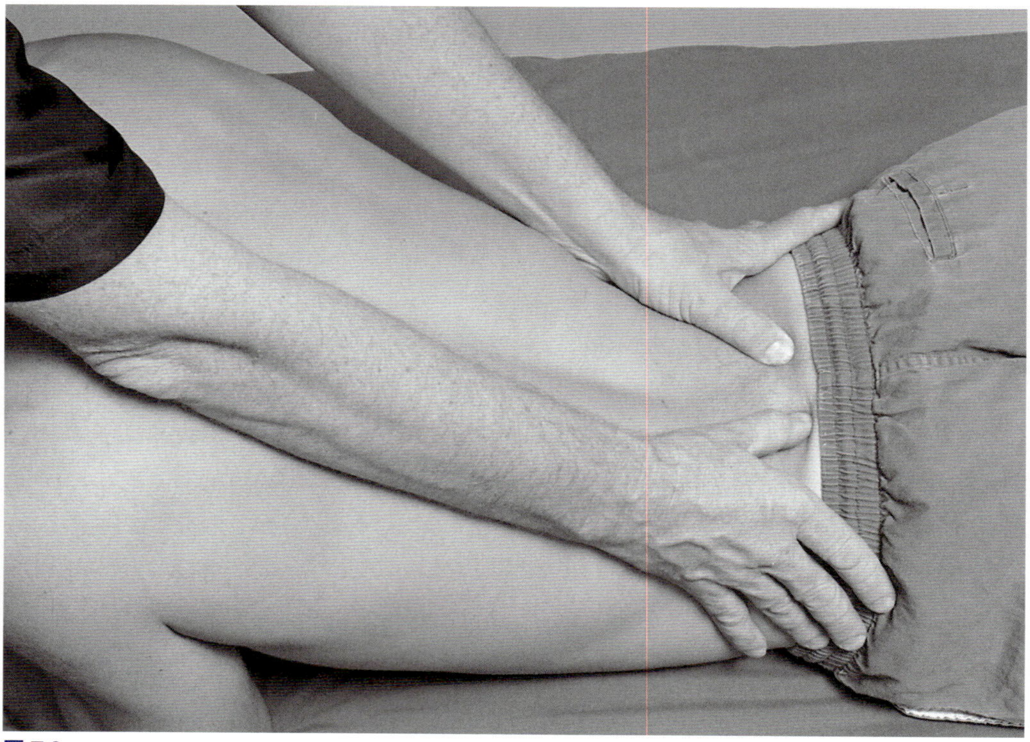

図 7.8

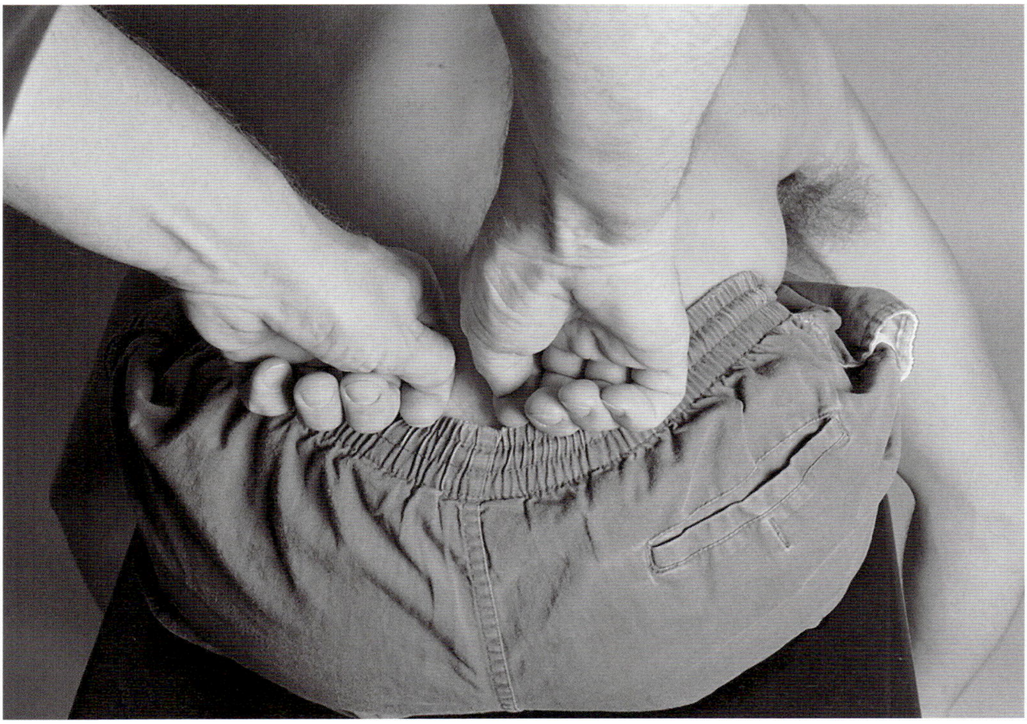

図 7.9

クは座位でも腹臥位でも用いることができます。

もし、仙骨が前方うなずきで両側が固まっていたら、両側にアプローチするために、体幹を前屈させ、下に向けて仙骨底の両側に対して等しく1kg程度の圧をかけなさい（図7.9）。ここでもダンスとリリースを待ってください。このテクニックもやはり、座位と腹臥位のいずれでも使用できます。もし、両側が前方うなずきして固まっている仙骨を腹臥位でリリースする場合、仙骨の後方うなずきを促すために、腹部の下に二枚重ねの枕を使ってください。

仙骨の捻転

ここに至るまでに、あなたは多くの仙骨の機能障害をリリースするための十分な情報とテクニックを身につけていると思います。仙骨のズレを含む、もう一つ別の仙骨機能障害がありますが、これを見ていく前に、仙骨の捻転に対する理解を深めていきましょう。すでに、私が回旋と側屈として紹介しているため、あなたは仙骨の捻転がなんであるかをある程度知っているかと思います。仙骨の回旋と側屈について語る別の方法として捻転を紹介するのに、なんら新しいテクニックを学ぶ必要はないでしょう。テクニックは同じです。言葉だけが変わるのです。この議論を飛ばして次に行きたいと思うかもしれませんが、踏み止まることをお

右斜軸

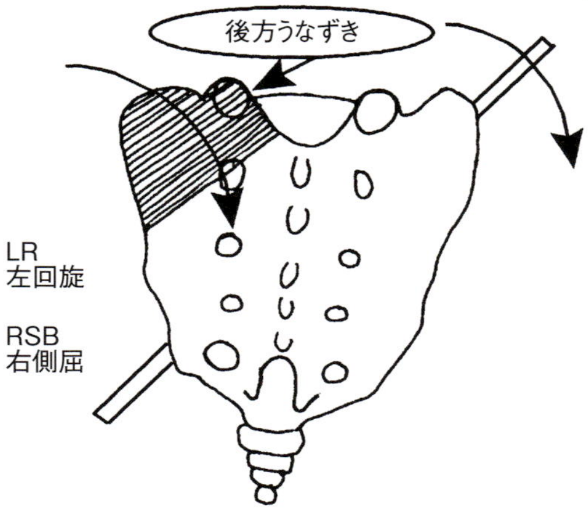

右斜軸上の左捻転（回旋）（LonR）

図 7.10

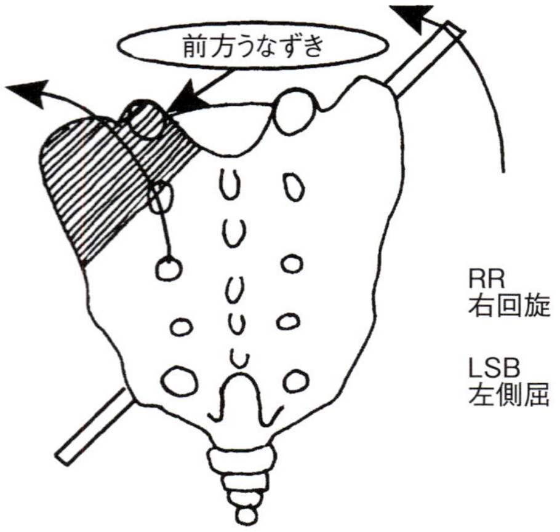

右斜軸上の右捻転（回旋）（RonR）

図 7.11

左斜軸

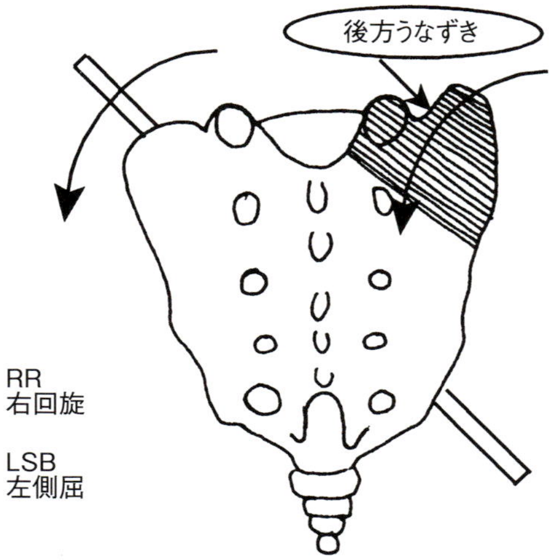

左斜軸上の右捻転（回旋）（RonL）

図 7.12

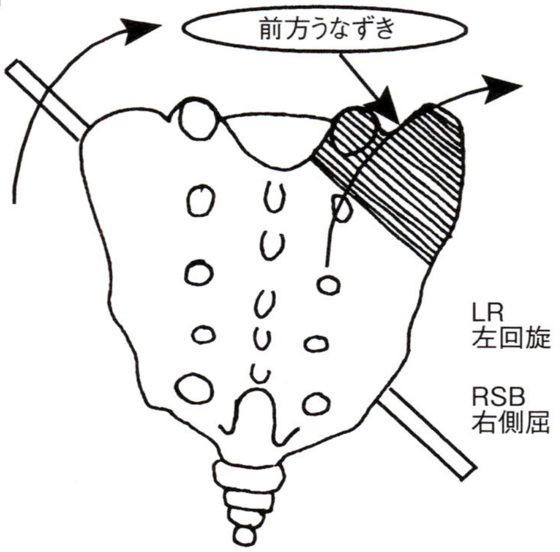

左斜軸上の左捻転（回旋）（LonL）

図 7.13

勧めします。なぜなら、これから説明することはあなたがより腕のいい治療家になる上で役に立つことだからです。

仙骨の側屈と回旋は“捻転”と呼ばれ、それは右ないし左の斜軸の周りで起こります。左斜軸は腸骨上の仙骨の左関節上方面から、右腸骨と関節を形成する仙骨の右下方面に走っています。右斜軸は腸骨上の仙骨の右関節上方面から、左腸骨と関節を形成する仙骨の左下方面に走っています。

左右の斜軸と様々な捻転は**図 7.10**、**図 7.11**、**図 7.12**、**図 7.13** に示されています。

4 種類のそれぞれ示された捻転は、回旋と側屈の視点と同様に、捻転が起きる

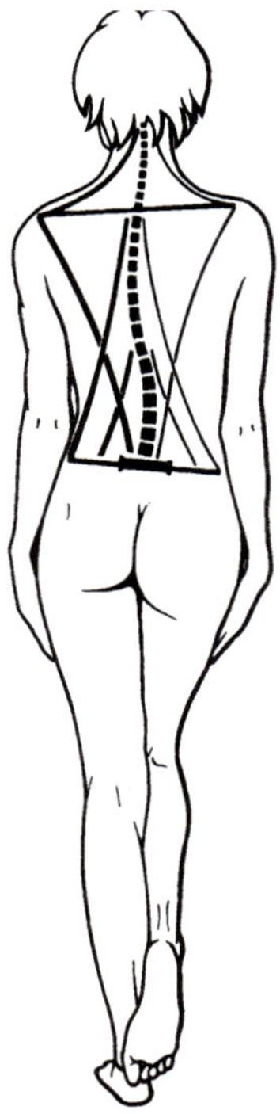

図 7.14

斜軸の点から説明されていることに気付くでしょう。従って、たとえば**図 7.13** は LR（左回旋）RSB（右側屈）として表記され、左斜軸上の左捻転を起こしている仙骨を示しています。正しくは、仙骨は左斜軸上で左回旋している、あるいは左斜軸上で左捻転している、と言うことができます。

歩行時の適切な身体の動きは、仙骨の左斜軸上の左捻転、右斜軸上の右捻転する能力によって影響を受けます。多くの歩行は、脊柱が比較的直立で垂直な状態で起こるものなので、図の上で、脊柱の仙骨は歩行時にニュートラルであると仮定します。自身で立ち上がって、ここで説明していることをやってみてください。そうすることで、正常な歩行で身体に何が起こるかという感覚を得ることができるのです。

踵接地から足尖離地へ右足が動いていく際に、体重は右脚の上に移動し始め、骨盤は右外方へ移動していきます。足尖離地に向かうに従い、左の寛骨は後方に回旋する中、右寛骨が前方に回旋し始めます。右寛骨が前方に回旋するにつれて、仙骨は右斜軸上で右捻転に動いていきます（例：左仙骨底が前屈へと動くことで、右回旋して、左側屈が起きます）。

そして腰椎は右側屈と左回旋、胸椎は左側屈と右回旋、頚椎は右側屈と右回旋となります。左脚は荷重から足尖離地に動くに従って、左寛骨、仙骨、腰椎、胸椎は反対方向に捻転、回旋・側屈します。**図 7.14** で、骨盤の移動、仙骨の捻転、脊柱の側屈と回旋といったこの同じ複雑なパターンが、左足上への荷重に向けての体重移動の際にどのように行われているかに注目してください。正常に動くために、歩行と片足に体重をかけて立つことは、このような身体の彎曲を必要としているのです。

我々が歩く時に、複数の軸上で波状に交互に側屈と回旋を繰り返している様子は非常に興味深く、我々の健康にとっても大変重要です。それはちょうど蛇が草むらを、うねりながら滑る動きを思い出させます。もちろん、我々人間も、蛇と同様に脊柱があるものの、大きな違いは、上に向かって伸びており、また歩行のために２本の足を与えられていることです。もし、蛇の体の周りにたくさんの非常に硬いゴムバンドを巻き付けることになったら、蛇はどのように動き回るか、想像ができるでしょうか？

結果的に不快感は身体全体に広がり、動くのは限定された部分だけになるでしょう。類似していますが、より複雑な方法で、脊柱に沿ったいろんな箇所の関節が固まっている状態は、蛇の体の周りに固いゴムバンドをしたようなものなのです。したがって、もし仙腸関節レベルで、関節が固くなった場合、それが仙骨上の骨盤、もしくは骨盤上の仙骨の機能障害のいずれであっても、結果的には、身体の至る所に問題を引き起こすのです。

ここまで、ニュートラルでの仙骨の捻転（右軸上の右捻転〈R on R〉、あるいは左軸上の左捻転〈L on L〉）に関して説明してきました。体幹の前屈と側屈をした時、非ニュートラルの仕組みを仙腸関節に取り入れます。それらによって、いわゆる後部あるいは後方への捻転が生まれます。

図 7.10 ～ 7.13 の図をもう一度見てみましょう。後部あるいは後方への仙骨捻転において、仙骨は左軸上で右に捻転（または回旋）しているか、右軸上で左に捻転（または回旋）しているかのいずれかであると分かるでしょう。仙骨が左軸上の右捻転（R on L）で捻転する時、右仙骨底は後方に動き、L on R（右軸上の左捻転）で捻転する時は、左仙骨底が後方に動きます。

ちょうど、仙骨が通常、これら４方向で捻転することができるのですが、その反面、仙骨はこれらの方法のいずれか一つにおいて固まってしまって問題が起きる可能性があるのです。したがって、あなたは患者が座位か腹臥位のニュートラル・ポジションの時に、もし仙骨が回旋しているのを見つけたら、機能障害の仙骨を見ている可能性がかなり高いのです。

骨盤に関する次章では、仙骨の機能障害を判断するためのもう一つの検査（法）を学んでいきます。“座位屈曲テスト”と呼ばれるものです。しかし、さしあたっては、読者のガイドとして回旋を用いることにします。片側が前方あるいは後方に固まっているかの判断には体幹の前屈・後屈テストを使います。もし、仙骨底が前方に固まっているのを見つけたら、そこには機能障害が存在し、いわゆる仙骨の前方捻転を見つけたことになります。仙骨底が後方に固まっている場合は、仙骨の後方捻転と呼ばれます。もう一度、仙骨の捻転のイラストを見て、仙骨が捻転の点で機能障害となる以下の４つの方法に注目して下さい。

1）仙骨が右斜軸上で左に捻転（L on R）し、左仙骨底が後方に固まっている場合
2）仙骨が右斜軸上で右に捻転（R on R）し、左仙骨底が前方に固まっている場合
3）仙骨が左斜軸上で右に捻転（R on L）し、右仙骨底が後方に固まっている場合
4）仙骨が左斜軸上で左に捻転（L on L）し、右仙骨底が前方に固まっている場合

仙骨のズレ

仙骨のズレと呼ばれる、知っておくべき最後の仙骨機能障害があります。ズレはお互いに接している2つの表面が、接触面に対して平行な方向でお互いに滑る時に起こります。表面が濡れた2枚のガラスを合わせ、それらを押すと、お互いに滑ることを思い浮かべてみて下さい。仙骨のズレは、捻転と比べてかなり珍しく、そのきっかけは、おそらく通常、怪我によって引き起こされます。時として、仙骨のズレは長年にわたる腰椎前弯か、あるいは腰椎が奇妙な予測不能な方向に曲がっている、回旋側弯（rotoscoliosis）から生じることがあります。

もし、仙骨底だけを触診したら、ズレと捻転は区別できないでしょう。しかしながら、機能障害の仙骨の捻転をリリースするために学んだテクニックは、驚くかもしれませんが、あなたがズレと捻転を正しく区別できるかどうかに関係なく、仙骨のズレをほぼリリースすることができます。したがって、たとえズレと捻転の違いを知らずに、捻転をリリースしているつもりでも、仙骨のズレをリリースすることができているのです。

捻転をリリースするために学んだものとほとんど同じテクニックで、ズレもまたリリースできます。これらのテクニックは、捻転とズレの2つの問題に対する解決策となっているので、仙骨のズレに関するこの議論を飛ばしたとしても、患者にとって不利益とはならないでしょう。

しかし、仙骨の機能障害を扱う上で、時として治療の効果に驚くべき違いを生み出す、いくつかの重要で微妙な違いがあります。もう少しあとで、こうした繊細さについてお話します。なぜなら、テクニックの単なる機械的な応用は、十分な情報に基づいた手の感触と同じ効果は得られないということがはっきりしているからです。

図 7.15 はどのように仙骨の関節面が寛骨の関節面にうまく収まるのかをとても分かりやすく示しています。関節面は太った“L”あるいは“C”のような形をしています。形における幅広いバリエーションやこれらの関節面の輪郭が、どのように脊柱の弯曲のタイプと互いに関連を持っているかに注目してください。これらの図は、仙骨の位置を変えようしても、本来の形によってそれが制限されていることを明確に示しており、また、外観的な理想（正常とされている位置）に従って、骨の位置を変えようとするよりも、関節の制限をリリースすることを臨床的に優先すべきであることを再度強調しているのです。

仙骨がズレて固まっている時、仙骨底は寛骨の関節面上で横軸の周りを、前方もしくは後方に滑るのです。最初にズレて固まっている仙骨底を触診する時、回旋を感じると考えるでしょう。なぜなら、仙骨底の片側は後方に、もう一方は前

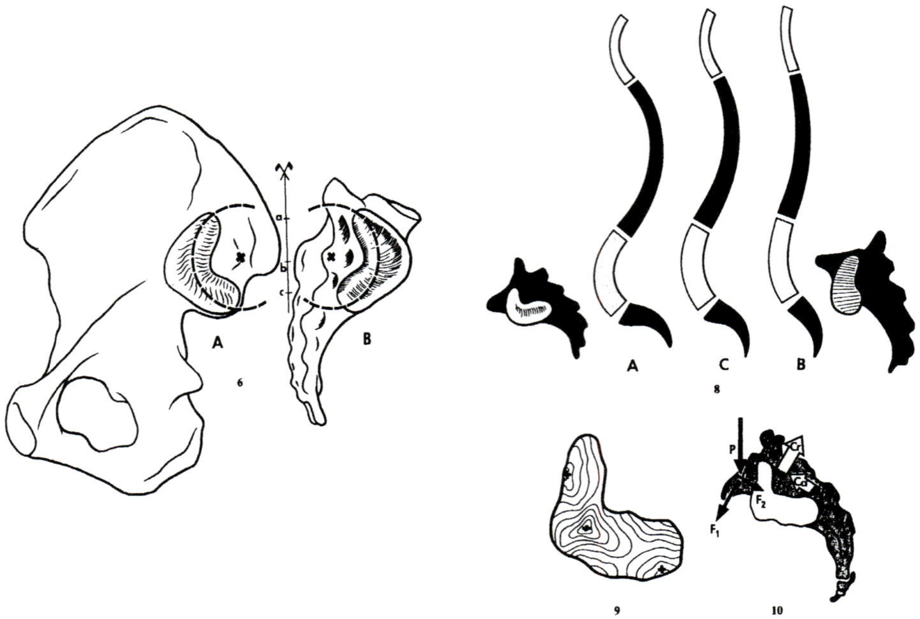

図 7.15

方にあるからです。したがって、仙骨のズレと回旋を区別するための、もう一つの判断基準となる箇所が必要となります。

この２つを区別するために、仙骨の左右の仙骨尖外方角（ILA) を触診します。仙骨裂孔の位置を探しあてることで、ILA の後面を見つけることができます。仙骨裂孔のくぼみに指が到達するまで、棘突起に沿って、仙骨の中央を指でたどっていくことで、仙骨裂孔を見つけてください。仙骨裂孔から、母指を外方に約 1.2 ～ 1.8cm 動かすと、後方の ILA に行きつくでしょう。後方の ILA は S5 の横突起です（**図 7.16**)。母指をほんのわずかに下方に滑らせると、ILA の下の面に落ち着き、ILA のこの面を目印として用いてください。

右仙骨底が後方、左仙骨底が前方になっている仙骨を見つけたとしましょう。もし、仙骨が捻転しているなら、ILA は捻転のパターンに従い、右側は後方に、左側は前方になります。しかし、もし仙骨が前方へのズレで固まっているのであれば、左仙骨底は前方にあり、左 ILA は右 ILA よりも下後方になるでしょう。左 ILA はまた、後方よりも下方になるでしょう。したがって、ズレと回旋を区別するために、必ず仙骨底だけでなく、ILA も触診するべきです。もし、左仙骨底が前にあり、左 ILA が前で、右 ILA が後ろならば、捻転を見ていることになります。もし、左仙骨底が前にあり、左 ILA が右 ILA よりもさらに下方で、より

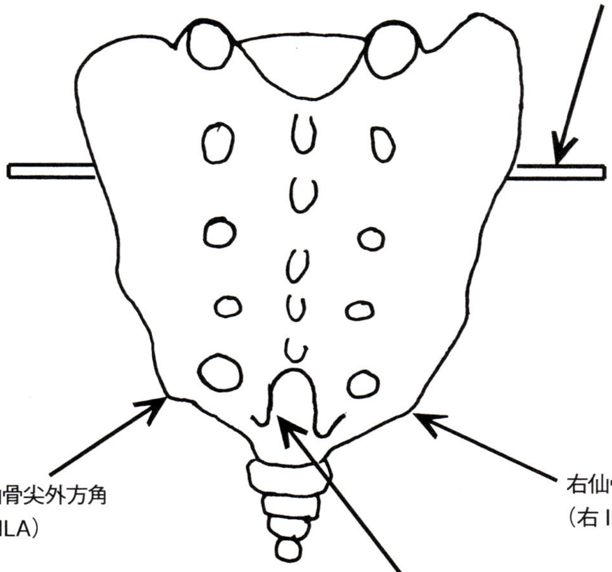

図 7.16

後方ならば、それは仙骨のズレを見ていることになります。

前方への仙骨のズレは、後方のものよりはるかに一般的です。後方への仙骨のズレは、理論的可能性よりは多くない、という人もいますが、私はそれらをこれまでに見てきましたし、それらが存在していることを知っています。

したがって、たとえば仙骨底の右後方のズレにおいて、右仙骨底は背中側（後方）で、左仙骨底はお腹側（前方）です。右 ILA は左 ILA よりもさらに上前方で、右 ILA は前方であるよりもさらに上方になります。

前方にズレて固まっている仙骨は、片側性の屈曲仙骨あるいは片側性前方うなずき仙骨と呼ばれ、後方にズレて固まっている仙骨は、片側性の伸展仙骨あるいは片側性後方うなずき仙骨と呼ばれます。しかし、私はこれら２つ仙骨の固まり方を仙骨底の前方・後方へのズレと呼ぶほうが好きです。この名前の付け方のほうが分かりやすいと思いますし、表現の中にどこが固まっているかを示す言葉があることから、リリースのためにどこにアプローチすべきかがすぐ分かるからです。もちろん、みなさんが好きなように呼ぶこともできます。セラピストとして重要なのは、仙骨底が前方のズレで固まってるか、後方で固まってるかを判断することです。

最初に仙骨底を触診します。もし片側が後方でもう一方が前方にあるなら、ズレと捻転を区別するために ILA を触診してください。もし、ILA の触診で、ズレ

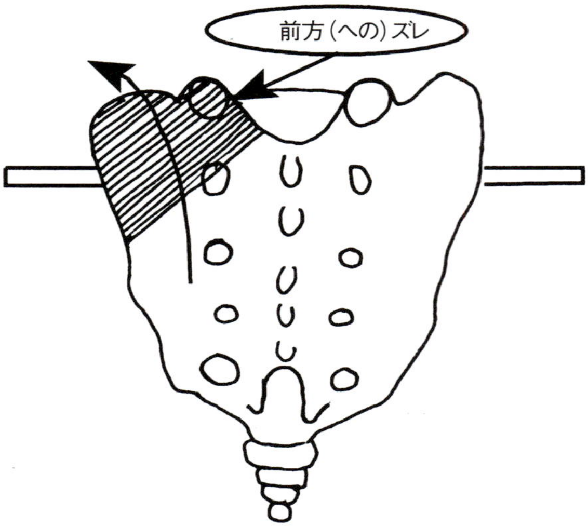

図 7.17

であることが分かったら、次の段階は、前方の仙骨底と後方の仙骨底のどちらが固まっている側かを決定することです。仙骨底が前方もしくは後方のズレのどちらかで固まっているかのテストは、仙骨底が前方ないしは後方への捻転のどの位置で固まっているかを判断するテストと同じです。患者を前・後屈させて、仙骨底がどのように動くかを観察してください。

まず、前方への仙骨のズレを見ていきましょう（図 7.17）。もし、左仙骨底が前方への仙骨のズレで固まっていたら、左仙骨底は前方で、右仙骨底は後方になるでしょう。左 ILA は右 ILA と比べて、より下後方になるでしょう。仙骨底の両側に母指を置き、前屈・後屈で何が起こるか観察してください。

左側は前方へのズレで固まっているので、固定された軸点となって、その軸点の周りで、右仙骨底は体幹の前屈・後屈で動くことを強制されます。患者の体幹を前屈させた時、左仙骨底は前方に固まったままで、左右を比べると明らかな違いを生じ、右仙骨底は、後方へと動くでしょう。体幹を後屈させた時は、左仙骨底は前方で固まったままで、右仙骨底は、左右差が消失する、前方に動きます。

次に患者の右仙骨底が後方への仙骨のズレで固まっている時に、何が起こるかを見ていきましょう（図 7.18）。触診すると、左仙骨底が前方、右仙骨は後方にあることがはっきり分かります。触診はまた、右 ILA は左 ILA より上方かつ前方にあり、右 ILA は前方よりもさらに上方にあることを示しています。

体幹の前屈・後屈において、右仙骨底は固定された軸点になり、そこを中心に左仙骨底は動くことを強制されます。患者の体幹を後屈させた時、右仙骨底は後

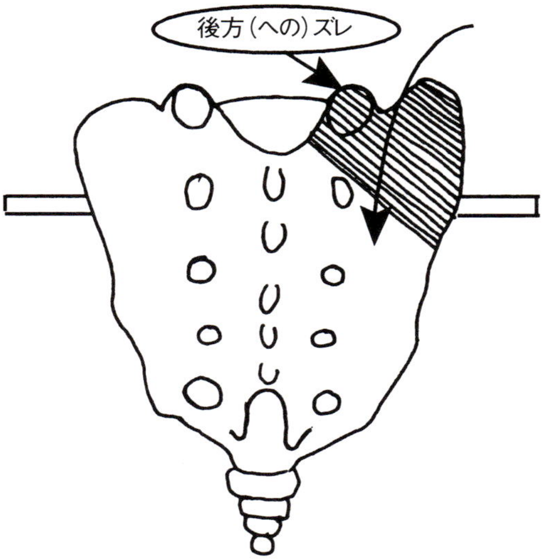

図 7.18

方に固まった位置にとどまり、左仙骨底はより前方に動くでしょう。結果として、両側の違いは、よりはっきりするでしょう。体幹を前屈させた時、右仙骨底は後方に固まった位置にとどまり、左仙骨底はより後方の位置に動くことで、両側の違いが消失します。

体幹の前屈・後屈テストは、捻転であってもズレであっても両方で仙骨底が前方、後方のどちらで固まっているかを明らかにします。ですので、ズレにおいても、前方もしくは後方のどちらで固まっているかを理解するために、捻転の場合用に作ったのと同じ法則を用いることができます。たとえば、体幹の後屈で前方側が前方に移動する間に、仙骨底後方部が後方にとどまっていたなら、後方側は後方へズレた状態で固まっています。もし、体幹の後屈で後方側が前方に動いている間に、仙骨底前方部が前方にとどまっていたなら、前方側は前方へズレた状態で固まっているのです。

ルンペルシュティルツキン効果

ILA を触診する以外に、ズレと捻転を区別する方法はありません。もし、体幹の前屈・後屈テストだけを使った場合も、同じことが言えます。体幹の前屈・後屈は、どちら側が前方あるいは後方に固まっているかのみをテストするものです。このテストは、捻転あるいはズレを示すことはできないのです。そのためその違いを判断するためには、ILA を触診しなければなりません。

とても興味深いことに、捻転において、前方あるいは後方に固まっている仙骨底をリリースするために学んだものとほぼ同様のテクニックによって、ズレに関連した、前方あるいは後方に固まっている仙骨底をリリースすることが可能です。この議論の結論は少し特殊なものです。仙骨底を触診するだけで、ILAを触診することなく、体幹の前屈・体幹の後屈テストを使い、また仙骨の捻転をリリースするために学んだ、関節へのアプローチ・テクニックだけを用いて、その存在すら気付くことなく、仙骨のズレをリリースすることができるでしょう。実践的なことばで言えば、両方のケースにおいて、そのテクニックは非常に似ており、まるでズレと捻転を区別する方法は知る必要がないように思われます。そのため、ズレと捻転を区別する方法を学ぶ必要などないのではないか？　と不思議に思うかもしれません。それに対する答えの一つとしては、セラピストはこれらの答えを知っているべき、ということが挙げられます。もう一つは、これらの違いが分かれば、ズレをリリースするためのより効果的なテクニックのバリエーションを増やすことができるということです。

患者の身体の中にあるリリースすべきものを知ることは、目的をはっきりさせ、実際にあなたをより優秀なセラピストにさせます。もし、変える必要があるものを知っているのであれば、あなたが使うテクニックは、何をリリースするかを正確に知らない場合よりも、より効果的になるでしょう。この身体の手技療法の芸術は私の妻が心理治療を行っている当時を思い起こさせるのです。そこでは、患者がそれらを取り除きたければ比喩的に患者の中に潜む悪魔に名前を付けなければなりません。彼女はこの現象を“ルンペルシュティルツキン効果”と呼んでいます。

奇妙に聞こえるかもしれませんが、固まっている関節に対する認識（問題に名前を付け認識させること）は、テクニックの応用に伴って起こる知的成果以上のものと確信しています。それ自体が実際にはテクニックの重要な一部なのです。ズレと捻転の違いが分かる前に、私は本章で説明した、捻転をリリースするためのテクニックを開発しました。その間、ズレに関する書物も読み、理解に努めてきました。そして右仙骨底が後方に固まっている後方捻転を持っていると信じていた患者に治療を行っていました。複数の治療で後方の捻転に対するテクニックを行いました。

その患者を痛みからある程度解放することはできましたが、そのすべてを取り除くには至りませんでした。毎回の治療の始めと終わりに、腰の周りの他の痛みが消えても、殿部の痛みは決して治まらなかった、と患者は語りました。彼が訴えた痛みは、右ILAに非常に近接したものでした。今では仙骨のズレの問題を抱えた患者が、ILAの片方における痛み、とりわけ荷重時に痛みを訴えることは、一般的であることを理解しています。

最終的に、ズレと捻転の違いについて分かるようになってから患者のILAを触診し、彼が右後方仙骨のズレを抱えていることを見つけたのです。彼の仙骨が後方に捻転していると信じこんでいた時、これまで使っていたほぼ同じテクニックに認識（彼の仙骨は実際に後方にズレていたのであって、後方捻転ではありませんでした）を加えることができ、初めて彼の仙骨を完全にリリースしたのです。その結果、初めて右側の殿部の痛みが消失したのです。

この例は稀なケースではありません。私やその友人や同僚の体験から何度も繰り返し示されてきたのは、セラピストが治療している問題を理解し、また名付けることは、効果的な治療に必要不可欠であるということです。なぜ、これがそうなるのかということに関して、私はたくさんの考えを持っており、それは何が起こっているかについての非常に興味深い理論であると思います。しかし、この本の範疇ではない領域に通じる非常に長い哲学的な議論を必要とするものです。もし読者の理解が詩によって刺激されるのであれば、偉大な詩人ステファン・ジョージからの詩の一行は、どのくらい深く我々の生活が、何かの名前を知らないことによって影響を受けるかを、説明しており、そのことに感謝するでしょう。

名前がなくなる時、それ自体も存在しなくなるだろう
"Where the name breaks off, no thing may be."

いかなるケースにおいても、私の観察は評価が簡単ということで、徒手療法において興味深い研究になるでしょう。20人の熟練したセラピストと20人の仙骨のズレを抱えた患者を見つけてください。そのうちの10人のセラピストに、仙骨の捻転を見つけて治す方法だけを教えてください。残りの10人には、ズレと捻転の違いを認識する方法と治療法を教え、その双方のグループが、同じテクニックで前方および後方の仙骨底をリリースするように勉強させてみてください。それから、セラピストに自由に治療させ、そして何が起こるかを観察してください。

セラピストとして、読者のみなさんがこの議論から得られる最も重要な結論は、セラピストが治療を行っている問題に対して理解すれば理解するほど、その治療はますます効果的になる、ということです。

本書から学ぶテクニックの中では、簡潔な“間接的テクニック”や“ショットガン・テクニック”は、すでに述べた理由で効果が低いということが分かっているかと思います。さらに理由を付け加えるとすれば、それらのテクニックは、固まっている関節に対するテクニック（バイオメカニズム等の複雑さを伴う知識）と同じレベルの知識を必要としないからです。

私はこうしたテクニックを教育用のツールとして、最初に紹介しました。それらの簡潔性は触診上の理解を与えるために考えられており、より複雑でバイオメカニクス的説明をより分かりやすくするものです。

もし、セラピストがこれらの簡易な“間接的テクニック”や“ショットガン・テクニック”を多く用いる傾向があるならば、それは通常、バイオメカニクスの説明や、固まっている関節のより正確な位置を探しあてる方法について完全には把握していないことを意味しています。バイオメカニクスの説明は、患者の問題を把握するために重要です。

もし、セラピストがこれらをきちんと理解していないのなら、患者の身体の問題を完全には把握することはできないでしょう。その結果として、固まっている関節に対してしっかりアプローチしているセラピストと比較して、目的の同じ明晰さを持つことはできないでしょう。目的の明晰さなしに、テクニックを用いてもその効果は乏しいでしょう。もし、セラピストが固まっている関節を突き止める方法を知っていたら、その問題に対する適切なテクニックを選択するでしょう。なぜなら、他の方法は効率が悪く、時間の浪費になるからです。しかし、熟練したセラピストはより明確なアプローチを行うものです。あるレベルにおいて、ルンペルシュティルツキン効果を理解し、目的の明瞭さがいかに効果的な治療に繋がるかを理解しているからです。この理解は治療方法の存在として、冒頭で説明したヒーラーの生き方の一部も構成しているのです。

テクニックのバリエーション

仙骨に関しての本章を結論づける前に、前方や後方の捻転を治すために学んだテクニックに関して、いくつかのバリエーションを示したいと思います。それによって問題の個所をより正確に特定できるようになり、前方や後方のズレに対するアプローチがより効果的にできるようになります。これらのバリエーションを読みながら、前方や後方のズレにおける仙骨の図を参照してみてください（**図7.17、図7.18**）。

前方に固まった仙骨底を伴った捻転した仙骨を治療するためのテクニックを思い出してください。

患者の体幹を前屈させ、両母指を仙骨底の両側に置き、前方に固まっている仙骨底に対して、下方に圧を加え、組織のダンスと続いて起こるリリースを待ちます。さらに前方に固まっている仙骨底をテコの原理を活用して後方へ修正します。それは反対側の仙骨底に対して下前方に圧を加えるか、反対側のILAに対して前方に圧を加えることです。より効果を高めることができます。

ここで比較のために、“左仙骨底が前方に固まっている、仙骨のズレを見つけた”

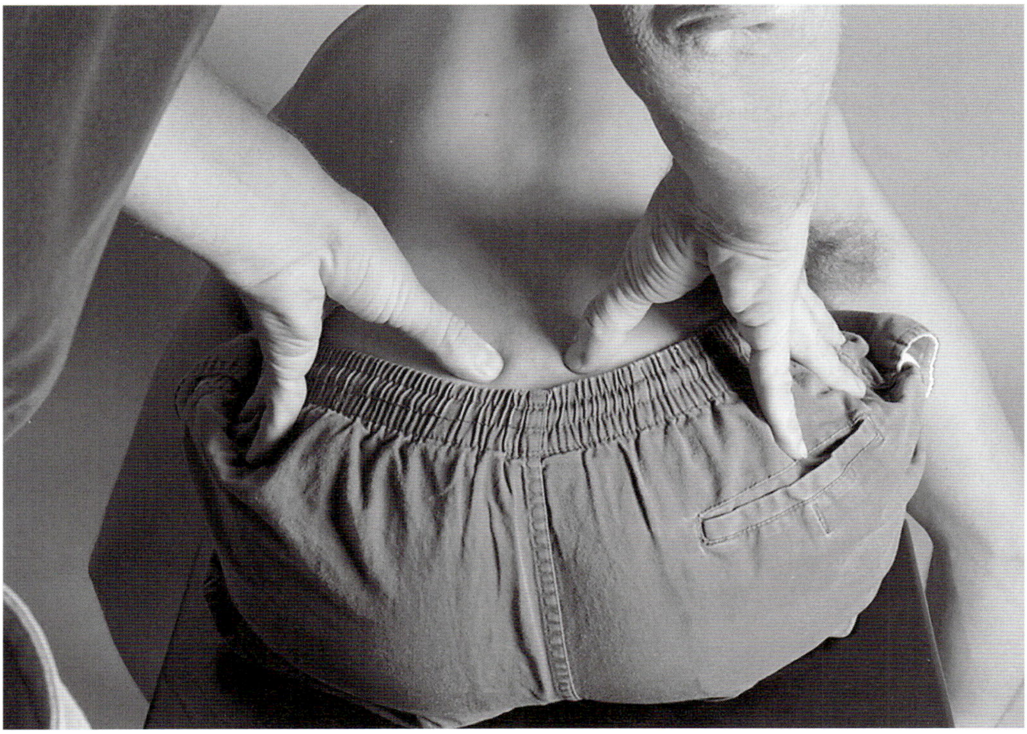

図 7.19

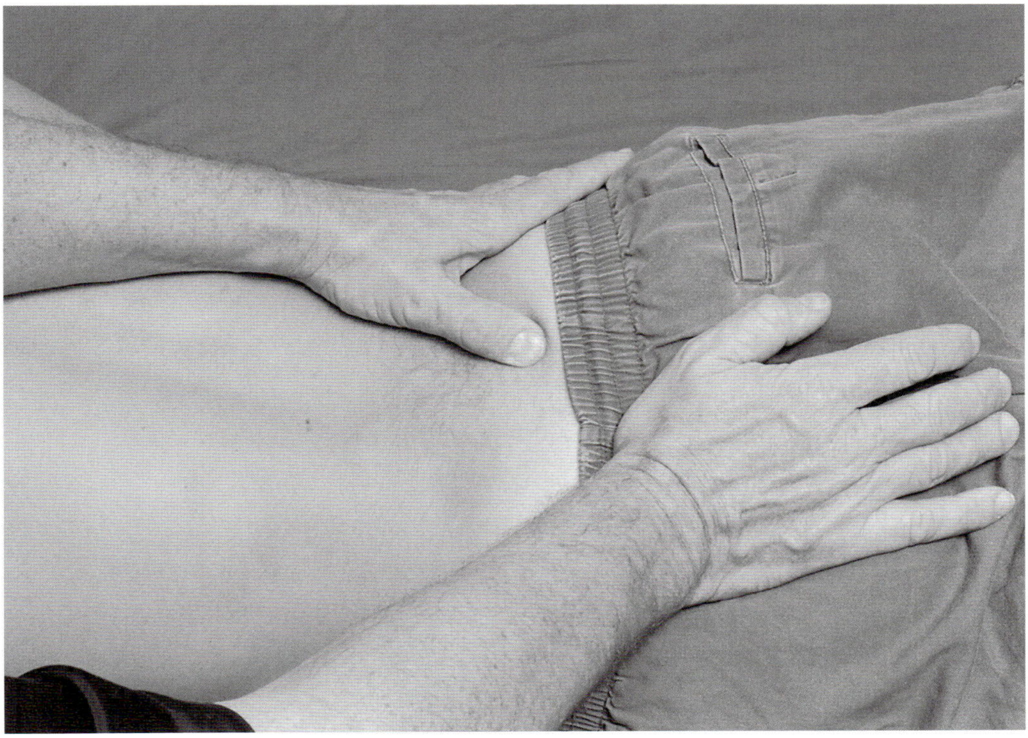

図 7.20

と仮定しましょう。ほとんど同じテクニックを用いることができます。患者の体幹を前屈させ、左仙骨底に対して下方への圧をかけます（図 7.19）。

また、前方に固まっている側をテコの原理で後方へ動かすために、右仙骨底に前方圧をかけます。しかし、前方捻転のための別のバリエーションである右 ILA に対して前方圧を加える方法を決して行ってはいけません。そのやり方は左前方の捻転に対して効果を生むためのものです。なぜなら、捻転をしている場合、右 ILA は後方に位置しているからです。また、このバリエーションは左前方のズレには作用しないでしょう。なぜなら、ズレにおいては右 ILA は上前方に位置しているからです。これらのケースにおいてはその代わりに、患者が二枚重ねの枕の上に腹臥位をとっている図 7.20 のように、右 ILA に対して下方へ圧をかけることによって効果を増すことができるでしょう。また左 ILA にアプローチすることによって、より効果を得ることができるでしょう。左の ILA は下後方に位置しているので、左 ILA に対して、上前方へ圧をかけることによって、左仙骨底のリリースを促進することができるのです。したがって、たとえば患者に体幹を前屈させ（図 7.21 で患者は再び枕の二枚重上の腹臥位にあります）、一方の母指を左仙骨底に置き、もう一方を左 ILA に置きます。この方法で置かれた母指で、前方に固まっている仙骨の左側を揺り動かします。交互に左仙骨底を下方に、左 ILA を前上方に押してください。

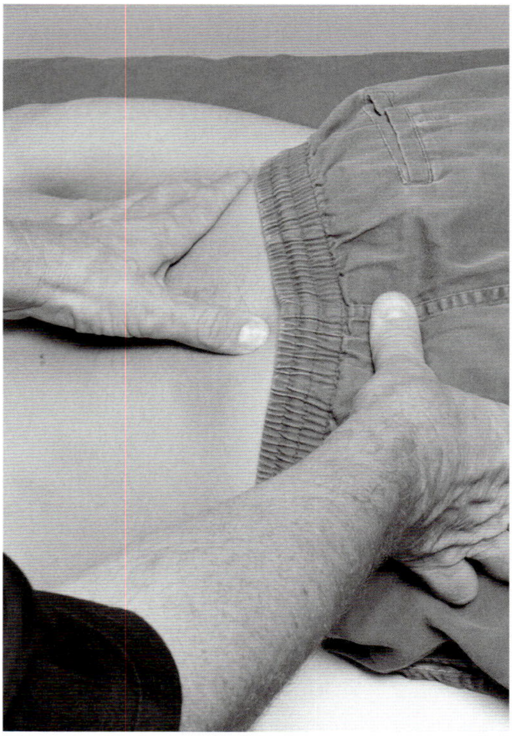
図 7.21

この方法で、仙骨の左側を継続的にやさしい動きで揺り動かしてください。それから止めて、左仙骨底と左 ILA のいずれかに適切な圧をかけ、ダンスとそれに続くリリースを待ってください。

後方に固まっている仙骨底を伴った、捻転した仙骨を治療する方法を思い出してください。患者の体幹を後屈させ、後方に固まっている仙骨底に対して前方へ圧をかけ、ダンスとそれに続くリリースを待ちます。比較のために、“右後方のズレで固まっている仙骨を見つけた”と仮定しましょう。もちろん、後方のズレのために後方捻転に用いたのと同じテクニックを使うことができます。もしくは、

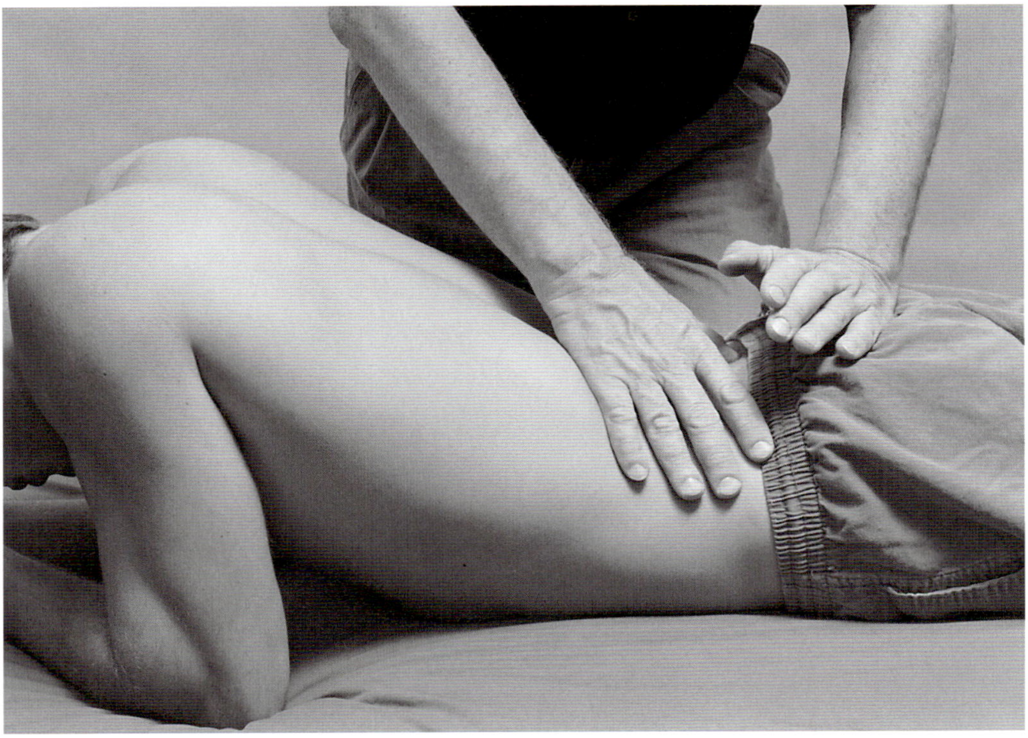

図 7.22

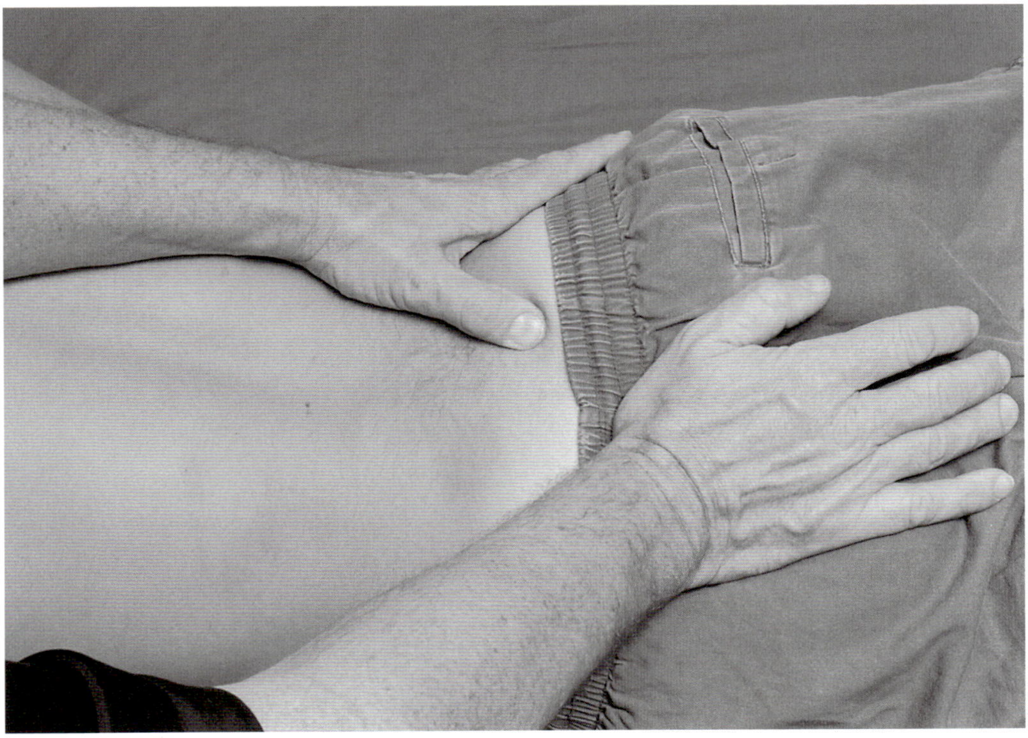

図 7.23

右 ILA に少し圧を加えることで、有効性を高めることができます。右 ILA は前上方に位置しているので、右後方に固まっている仙骨底を前方に押す一方で、右 ILA を上方に押とよいでしょう（**図 7.22**）。あるいは、一方の母指を右後方に固まっている仙骨底の上に置き、もう一方の手の付け根を左 ILA の上に置きます。左 ILA は上後方に位置しているので、右仙骨底を前方に押しながら、左 ILA 上を前下方に押してみてください（**図 7.23**）。

あなたが治療している固まっている関節のタイプと仙骨の位置している形を、はっきり理解してしまえば、独自のテクニックとバリエーションを作り上げることができるのです。

本章では、8 種類の異なるタイプの固まっている仙骨によって引き起こされた仙腸部分の機能障害をどのように識別し、治療するかを学びました。次章では、骨盤によって生み出される固まっている関節の見分け方とリリースの方法を学んでいきます。

第8章
骨盤
The Pelvis

仙骨と骨盤は互いに密接に結びついています。共同体でありながら互いに独立した自然な状態の時は何の問題もないので、どんなことでもできる調子がよい状態といえます。しかし、どちらか一方の正常な動作が阻害される時、最高に光輝く時間ですら覆い隠すことができる暗雲のように、痛みや苦痛が急激に舞い降りてくることがあります。仙骨がこの箇所でどのように痛みを引き起こすかはすでに知っているかと思います。仙腸関節に骨盤は強く影響し、問題を起こす可能性があります。

骨盤によって引き起こされる多くの機能障害を識別し、治療する方法を理解することは、患者の腰痛を解決する上で、非常に重要なことです。もし、患者の仙骨を上手にリリースしても、骨盤と仙骨の相互作用に対処できなければ、治療のほとんどは無駄になるでしょう。もし、腸仙（仙骨上の骨盤）関節が固まっているのをリリースしなければ、患者の痛みのすべてではないにしても大半が再発するまでに、そう長くはかからないでしょう。

あなたが勉強しようと決めた身体のあらゆる部分と同様、骨盤部分もとても複雑で、他の残りの部分と互いに関連しています。本章では、主に関節の機能障害について学んでいきますが、同時に骨盤と仙骨、脊柱、その他の部分の間に存在する密接な結びつきについても理解を深めましょう。**図 8.1** で示している腸仙・仙腸靱帯を勉強する際、骨盤・仙骨・L4・L5 がいかに堅く結びついているかをはっきりと認識することができるでしょう。これらのどの構造を治療するにしても、それらがどのように結びついているかを覚えておき、また、確実にすべての関連した制限をリリースしてください。

今、あなたが学ぼうとしている骨盤は3つの方法で問題を引き起こす可能性があります。骨盤の機能障害のパターンのうちのどれか一つ、あるいはこれらの組み合わせによって靱帯を痛め、腰部と仙骨において、さらなる機能障害を生み出すでしょう。

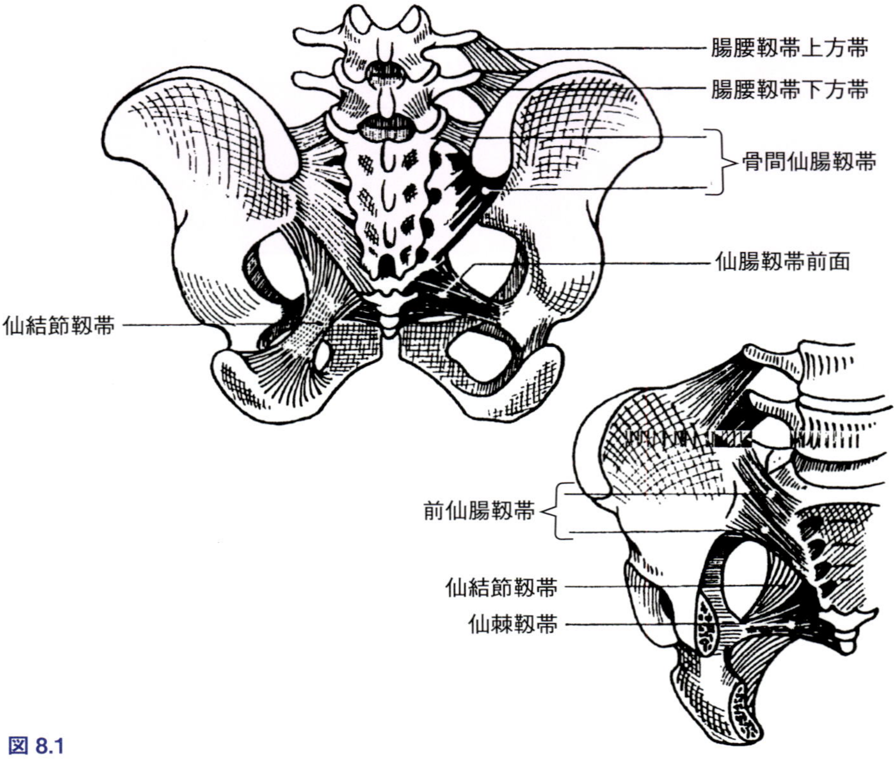

図 8.1

腸腰・仙棘・仙結節靱帯の3つはこの部位で、とても重要な靱帯であるということを知っておいてください。これらの靱帯は骨盤回旋筋（特に梨状筋）や腰筋とともに、患者のためによい状態を長時間持続できるような変化を生み出すために、セラピストの手技に適応することができなければなりません。おそらく、すでにあなたはこれらの筋肉や靱帯をリリースする、お気に入りの方法を持っていることでしょう。そうした方法で、固まっている仙腸・腸仙のリリースの前後にこれらについてもアプローチを行ってください。

靱帯の構造は適切な関節機能にとって明らかに重要ですが、身体全体の構造や姿勢に対しても同様です。重力下においてのアライメントは、骨盤の位置に大きく影響しますし、その結果、この情報によって関節がうまく機能しているかを判断することができます。

図 8.2 のイラストは、骨盤が身体全体に対してどのような位置に置かれることができるかについての4つのパターンを示しています。“傾き”は仙腸関節の下部を貫く水平軸の周りを骨盤がお腹側（前方）もしくは背中側（後方）に捻転することで、“水平移動（shift）”は水平面上で骨盤がお腹側（前方）もしくは背中側（後方）に移動することです。

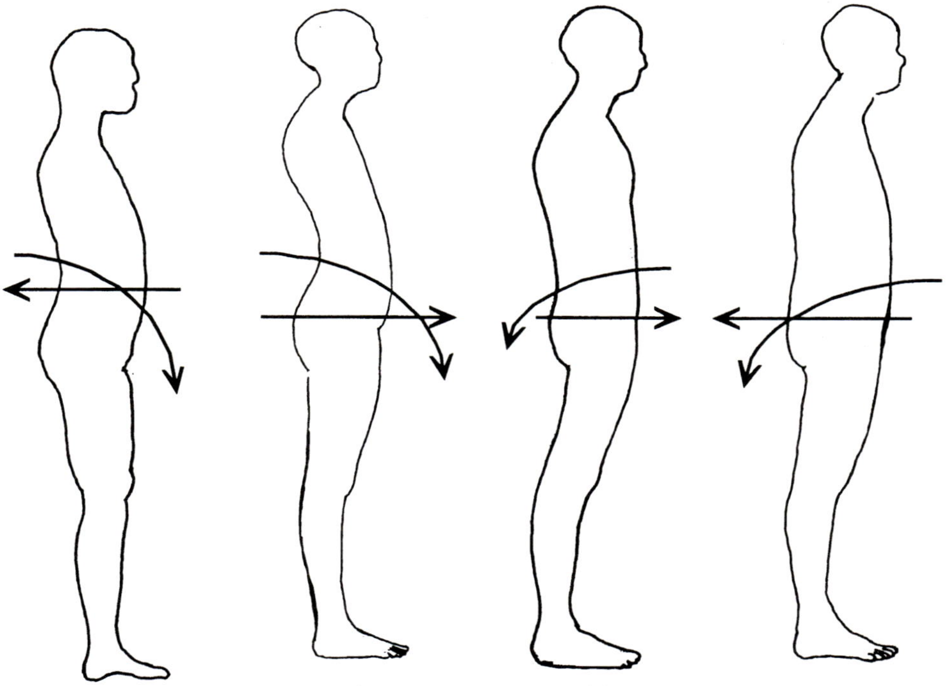

前傾
後方への水平移動

前傾
前方への水平移動

後傾
前方への水平移動

後傾
後方への水平移動

図 8.2

曲がった矢印は傾きを、真っ直ぐの矢印は移動を、それぞれ表しています。傾きと移動の違いは、最初に Jan Sultan によって見つけられ、現在では、典型的な身体の構造のタイプとそれに関連した筋膜の痛みや歩行のパターンを識別するために発展させた、素晴らしい類型学の一部です。彼の、傾きと移動に対する理解は、スイスのロルファーである、Hans Flury 博士によってさらに洗練されたのです。

多くの筋膜構造が、これら全体のパターンに影響しています。例えば、後傾した骨盤は、しばしば硬く短縮したハムストリングと結びついていますが、その一方で、前傾した骨盤は、硬く短縮した大腿四頭筋と関係しています。また、これらの姿勢の問題は、しばしば典型的な仙骨の機能障害と関連しています。仙骨が両側で後傾した状態で固まっている時、仙骨はしばしば腰椎、特に L4 と L5 を同じ方向に引っ張ります。そのことから分かるように、骨盤が後傾している人は、前傾している人よりも、仙骨が両側で後傾した状態で固まっている状態を示す傾向が強いのです。

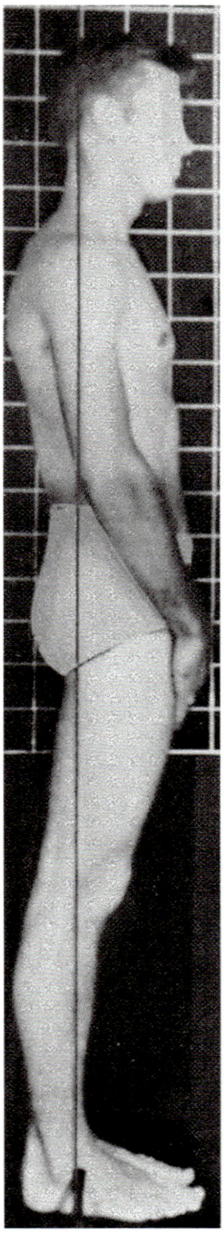
図 8.3

傾きと移動の違いを識別しないことは、患者の身体全体のアライメントを評価する上で、多くのセラピストを誤った方向に導いてきました。

患者の骨盤が後傾している状態で、正中矢状軸を越えて前方移動を示している場合、前弯もしくは脊柱前弯症として、このパターンを誤って理解してしまうことがよくあります。骨盤が前方移動するにしたがって、胸椎は後方に移動して、後ろに下がったような外見を呈します。しかし、注意深く見てみると、適切な前弯が実際には欠けている腰椎をしばしば見かけることでしょう。脊柱前弯症の誤解は、骨盤の前方移動によって生み出されるのです。**図 8.3** は『Kendall and McCreary's Muscles: Testing and Function』からのもので、後傾を伴った、前方移動した骨盤の顕著なケースです。この人物の腰椎は、実際にはかなり平らで、ほとんど前弯カーブを示していません。この例は極端なものではありませんが、明らかに Kendall と McCreary は、後傾した骨盤の前方移動によって誤った方向に導かれてしまい、この人物が脊柱前弯症の姿勢を呈している、という間違った説明をしています。後傾した骨盤の前方移動のパターンは、ある人にとってはわずかであり、別の人にとっては非常に極端である可能性がありますが、多くの場合、ある程度前弯カーブは欠けているということが分かるでしょう。

これらの多くの様々な姿勢の問題を取り挙げることは、この本のカバーする範疇でないかもしれませんが、いくつかの議論は有用です。それらは固まっている局所の関節が身体全体の構造と重力に密接な関係があることを、常に理解しようと心がけることの重要性を思い出させます。真の意味で、身体全体と身体にかかる負担（代償）の複雑なネットワークを知らなければ、身体のいかなる局所についても、決して治療することはできないでしょう。もし、代償のネットワークや姿勢の癖を考慮することなく、身体の中に局所的変化がもたらされたとしても、一般的には、身体はその変化を維持することはできないでしょう。もし、身体が適応できないか、変化をサポートできなければ、身体は元の機能障害に戻ってしまうか、他のどこかで痛みや機能障害を発生させてしまうか、あるいはその両方が起こるでしょう。

仙腸関節における機能障害のための検査法と触診

これらのより大きな問題はそのままにしておいて、骨盤によって関節がどのように固まってしまうかについての詳細に注目してみましょう。骨盤が機能障害を生み出す3つの方法は、捻転・フレア（flare）・ズレです。最初に、これらのパターンが何であるかを学び、それらをどのようにテストして、リリースするかを学んでいきます。前章ですでに骨盤の捻転について学びました。そこでは、歩行中の脊柱の、波の形のような起伏について説明しました。正常な歩行によって左右の足がそれぞれ踵接地から足尖離地まで、どのように動くかに応じて、左右の寛骨が前方と後方に回旋（あるいは捻転）することを思い出してください。寛骨の捻転は、仙腸関節の下部に走行している水平軸の周囲で起きます。寛骨が正常に捻転することがありうるのと同様に、どちらかの寛骨が、前方あるいは後方のいずれかで捻転した状態で固まってしまうこともありうるのです。

寛骨のフレアは、アウトフレアかインフレアのいずれかとして起きます。アウトフレアの時、腸骨は外側に回旋するか、あるいは、坐骨結節が内側に回旋するにしたがって、正中矢状軸から離れていくか、さもなければ、正中矢状軸に向かうのです。インフレアは逆の方法で作用します。腸骨は正中矢状軸に向かって内側に回旋し、坐骨結節は正中矢状軸から離れていきながら回旋します。

ズレはもう少し複雑です。なぜなら、それは2つのはっきりとした形態で起こりうるからです。つまり、前·後方のズレと上·下方のズレのいずれかになります。上・下方のズレでは、上方滑りと下方滑りとしても知られています。片方の寛骨はもう一方の寛骨に関連して、仙骨の上で上方に滑るか、下方に滑るかのどちらかです。A（前方）/P（後方）のズレは、“前·後方滑り”と呼ぶことができます。

患者がこのような固まっている仙腸関節のパターンうちのどれか一つを示すかどうかを、セラピストがどのように判断するのか、仮に示したとして、では寛骨は前方・後方・上方・下方のいずれかで固まっているかどうかを、セラピストがどのように識別するのだろうか、とあなたは考えていることでしょう。推測の通り、オステオパシーのセラピストはいくつかの非常に簡単な検査法を、この疑問に答える助けとして生み出しています。

仙腸関節の機能障害を決定するための最初の検査法は、“立位屈曲テスト”です。それを行うために、**図 8.4** で描かれた上後腸骨棘（PSIS）の内下方斜面（inferior slope）に母指を置く必要があります。この部分で多くの人にみられるくぼみを探すことで、腰仙接合部の約5センチ外方に位置しているPSISを見つけることができます。そのくぼみの上に母指球を置くことで、PSISの最も後面に突き出ているところを見つけられるでしょう。PSISの内下方（斜面）が見つかるまで、下

1 健康な脊柱：構造的に正常な背骨
2 腰痛時、患部はどのような状態なのか？
3 固まっている椎間関節の見つけ方と治療
4 頚部
5 頚椎の動作テスト
6 環椎と後頭骨
7 仙骨
8 骨盤
9 肋骨
10 付録

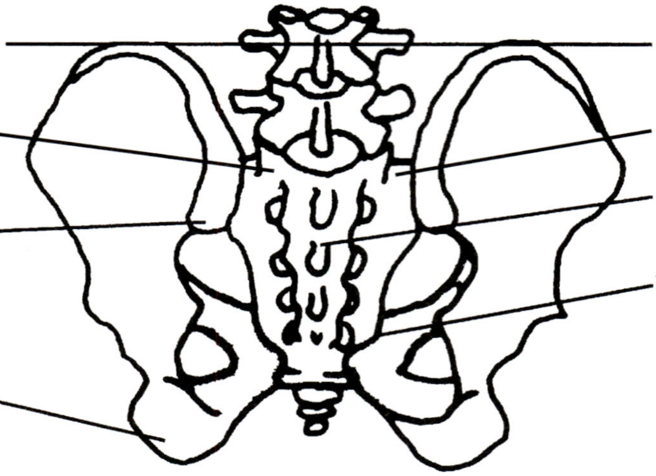

図 8.4

方に母指を下していってください。母指が PSIS の下面を滑るように動き始めるのを感じた時、そこに到達したことが分かるでしょう。

患者を立たせて、母指球を PSIS の下方斜面上に置いた状態で、患者に最大限心地よく行えるところまで前屈してもらってください。そこで、母指に何が起きているかを観察してください。もし、仙腸関節が固まっているようであれば、片方の母指は上方にずり上がり、もう一方はそのままとどまるでしょう。母指がずり上がるほうが固まっている側です。**図 8.5** は右側の制限を示しています。ハムストリングもしくは腰方形筋が非対称に硬くなっていない限り、このテストは大変よく機能します。母指がずり上がる（母指の）上方移動は、逆側のハムストリングが硬くなっている場合、もしくは母指がずり上がっているのと同側で腰方形筋が硬くなっている場合は、正しい指標にはならないでしょう。

立位前屈テストは、片方の寛骨がインフレアかアウトフレアか、上方滑りか下方滑りか、前方滑りか後方滑りか、後方捻転か前方捻転かを識別できません。このテストの役割は固まっている仙腸関節側を示すことしかできないのです。どのタイプの仙腸関節が固まっているかを識別するために、骨盤上の他の多くの部分を触診しなければなりません。テクニックに関してはこのあと説明しますので、ここでは立位屈曲テストを練習し、母指に何が起こっているのかを認識することに集中してください。

仙腸関節の機能障害を決定するために、この検査法の使い方を学んできたのですが、片側が固まっている仙腸関節を判断するのにこの検査法を座位で行うこと

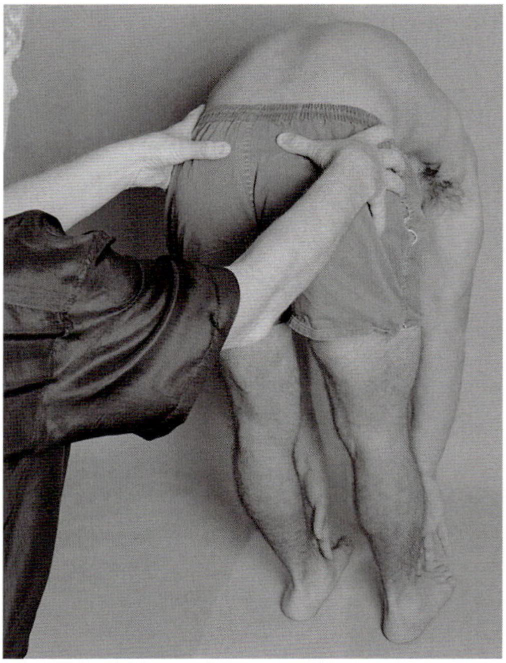

図 8.5

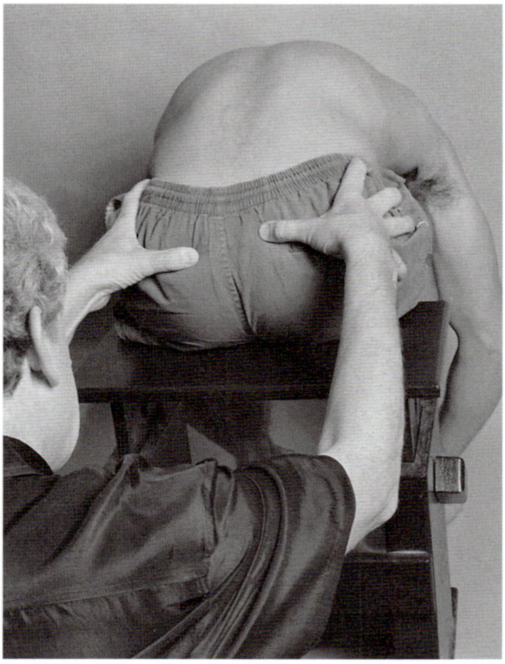

図 8.6

ができます。患者を座位にして、もう一度 PSIS の下方斜面上に母指球を置いてください。そして、患者が心地よく行える最大限のところまで前屈させてください。もし、どちらかの母指が**図 8.6** のように上方にゆっくり進んだら、固まっている仙腸関節を発見したことになります。立位屈曲テストと同様に、“座位屈曲テスト”は固まっている仙骨の固定がどちら側に存在しているのかだけを識別するものです。座位屈曲テストによって前方・後方捻転、あるいは前方・後方ズレで固まっているかどうかの識別はできません。

座位屈曲テストは、効率的に患者の脚や仙骨上の骨盤の影響を取り除き、固まっている仙骨があるかどうかを判断するものです。これに対し、立位屈曲テストは、骨盤と脚の影響を加えた状態で、固まっている仙腸関節があるかどうかを判断するものです。もし、座位・立位のいずれの屈曲テストでも母指がずり上がったら、仙腸関節の機能障害を発見したことになるのです。これらの検査法をどのように利用するかを知ることは、どんなタイプの固定化が存在しているかを分類するのに役に立つのです。

しばしば、立位からの前屈を試みた時、腰部に非常に強い痛みが起こる患者の治療を行うかもしれません。こうしたケースで得られた結果を二重にチェックするための方法として、いわゆる“ストーク（stork）テスト”が大変役に立ちます。患者を壁と向かい合うように立たせることで、検査法を行っている際に自分自身で身体を支えてもらいます。右PSISの後面上に右母指を置き、基本的に仙骨の正中線上にある正中仙骨稜の同じ高さのところに左母指を置いてください。患者には少なくとも膝を90度まで上げさせ、右母指がどうなっているかを観察してください。もし、固まっている仙腸関節の固定があれば、右母指はそこにとどまり、下方には動かないでしょう。同じ方法で、逆側もテストしてください。左PSISの後面に左母指を置いてください。正中仙骨稜上の同じ高さに右母指を置き、少なくとも膝を90度まで上げさせ、左母指がどのような反応をみせるかを観察します（**図 8.7**）。もし、左母指が下方に動かなければ、固まっている仙腸関節を発見したことになります。

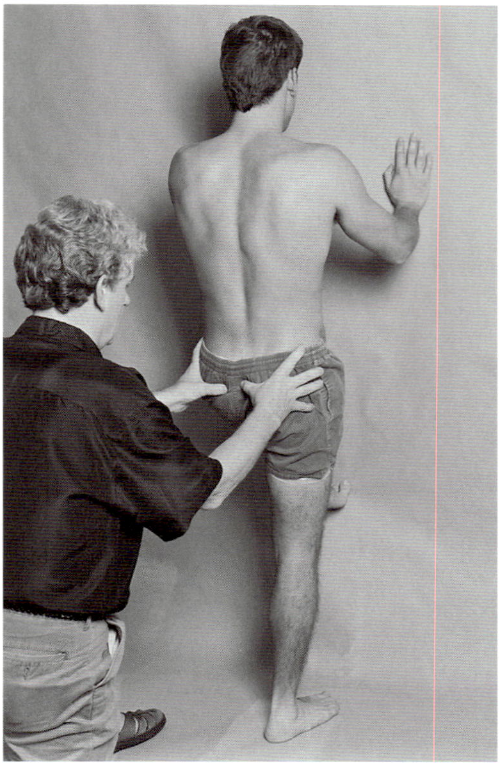

図 8.7

もし、立位屈曲テストかストーク（stork）テストで固まっている仙腸関節の存在を明らかにしたら、評価の次の段階は、フレア、ズレ、捻転、あるいはそれらのいくつか、もしくはそのすべての組み合わせのどれかに当たるのかを、触診することによって判断する必要があります。

一つの例を見ていきましょう。立位屈曲テストで右側の仙腸関節が固まっているのを見つけ、右寛骨がアウトフレアで左寛骨はインフレアであると思われるものを判断するために、寛骨を触診すると仮定しましょう。もし、立位屈曲テストを行わずに寛骨を触診していた場合、右寛骨がアウトフレアなのか左寛骨がインフレアなのかを答えることは、大変難しいでしょう。しかし、立位屈曲テストを行ったおかげで固まっているのが右側であることが明らかになっているので、右寛骨はアウトフレア・ポジションで固まっている、と結論付けることができます。したがって、どのように判断するかをまとめると、最初に固まっている側を見つけます。それから固まっている仙腸関節がインフレアなのかアウトフレアなのか、前方ズレなのか後方ズレなのか、上方滑りなのか下方滑りなのか、前方捻転なのか後方捻転なのか、あるいはその組み合わせなのかを触診を行って判断するとい

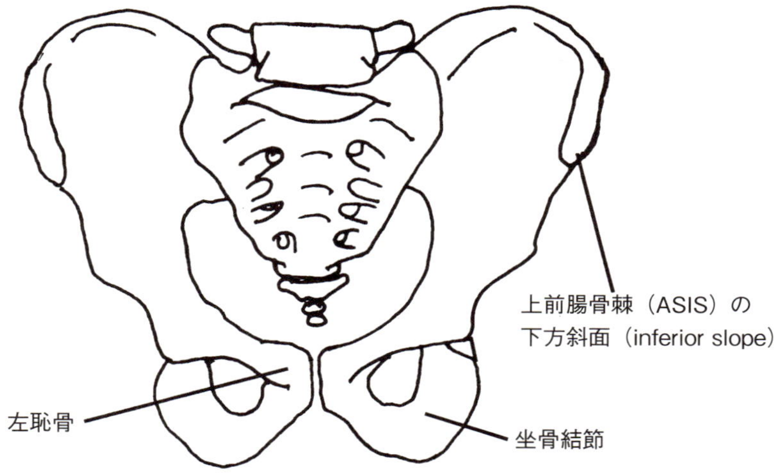

図 8.8

うようになります。

インフレア・アウトフレアの触診

それぞれのこうした状態のために、どこをどのように触診するかを、さらに注意深くみていきましょう。インフレアとアウトフレアを触診するところから始めていきましょう。患者を背臥位にして、上前腸骨棘（ASIS）を見つけてください（**図 8.8**）。最も簡単に見つける方法は、最初に ASIS を探しあてるのに、手掌を ASIS の上に置き、どこにあるのかを探り、この部分の形が手の下でどのように感じられるかを学んでください。それから母指を左右の ASIS の内下（inferior slope）方に置いてください。次に、患者の身体の中央に正中矢状軸を表すため、イメージ線を引いてください。多くの人にとっては、へそはこの正中線上にあります。それから、左右の母指がこの正中線からどのくらい離れているかを比較してください。もし、右 ASIS の母指が左よりも正中線により近ければ、おそらく、片側性のインフレア、あるいはアウトフレアを見ていると予測されます。もし、立位屈曲テストあるいはストークテストにより右側が固まっているのを明らかにすれば、右のインフレアを発見したことになります。

もし、それらのテストが左側の固定を示したのであれば、左のアウトフレアを見つけたことになります。

上方滑り・下方滑り（上方ズレ・下方ズレ）のための触診

ズレは最も起こる外傷の結果です。下方滑りは起こりますが、実際には珍しいものです。いずれかが起きた時、通常は歩くことで矯正されます。したがって触診で、下方に位置していると思われる片側の寛骨と、上方に位置していると思われる、もう一方の寛骨を突き止めたら、かなりの確率で上方滑りをしていると言うことができます。

患者を腹臥位にして、触診を始めてみましょう。両母指は必ず正確に同じ高さに置くようにしてください。両母指を左右の坐骨結節上に置き、お互いの位置を比較します。一方が上方で、もう一方が下方に位置しているように思われ、そして立位屈曲テストとストークテストが上方結節と同側に固まっていることを示したら、おそらく上方滑りを発見したことになるでしょう。結節の位置はかなり信頼性の高い指標ですが、ある特定の状況下において、セラピストは誤った方向に導かれてしまう可能性があります。時として、上方滑りと思われるものは弯曲により、腰椎が外見上の上方滑りと同側に側屈することで起こります。例えば、タイプⅠグループ（側屈と回旋の方向が異なる）の右への側屈を伴う弯曲は、右寛骨が左より上方にあるようにさせるでしょう。

次に、上方・下方への相対的な位置の確認のため、PSISを触診し、背臥位にしてASISを触診します。もし、2つの寛骨のどちらか一方のASISとPSISが両方とも上方であれば、おそらく上方滑りを診ていることになるでしょう。もう一度患者を腹臥位にして、仙結節靱帯を確認してください。これらの靱帯を見つけるために、両母指を仙骨尖と坐骨結節の間に置きます。仙結節靱帯は、上方滑りと同側が緩むでしょうし、下方滑りした側は硬くなるでしょう。さらにもう一度背臥位にさせて、左右の恥骨が互いに上方と下方の関係にあるように思われるかどうかを確認するために、恥骨の上端を触診してください。最後に鼡径靱帯の圧痛を確認してください。鼡径靱帯はズレと同側で圧痛がある傾向があります。もしそれが右上方滑りなら、右側に圧痛があるでしょうし、左下方滑りなら、左側に圧痛があるでしょう。圧痛は位置に比べて信頼度の低い指標です。

もし、立位屈曲テストとストークテストが右側が固まっていることを明らかにし、すべての触診可能な指標が左側に対して、右側が上方にあることを示したら、右上方滑りを発見したことになります。

前方・後方ズレの触診

患者を背臥位にして、左右の恥骨最前面に母指を置き、片方が前方でもう一方が後方にあるかどうかを評価してください。立位屈曲テストとストークテストが右側の固定を明らかにし、右恥骨が前方なら、右寛骨は前方ズレで固定されています。もしこれらのテストが、左側が固まっていることを明らかにしたら、左寛骨は後方ズレで固まっていることになります。

前方・後方捻転の触診

我々は機能障害のすべての形態を議論し、捻転に関しては最後に回しました。捻転は通常、骨盤の機能障害で最も起こりにくいものです。したがって、一連の触診の際に、捻転の触診については最後にすることを勧めます。ズレやフレアで固まっている関節を見つけたら、まずそれらを矯正し、それから捻転に対する触診を行います。ほとんどすべての人の寛骨は、同じように捻転しています。よく見られる正常かつ予想されるパターンは、右の寛骨が前方に捻転、左が後方に捻転しているものです。もし、逆の状況を見つけたら、それは外傷によって起こったものか、利き脚が左のサッカー選手かもしれません。もし、立位屈曲テストやストークテストで仙腸関節が固まっているのを明らかにし、最初に捻転を触診したら、予想通り、右寛骨が前方に捻転、左が後方に捻転ているのを見つけるでしょう。たぶん、この捻転は正常でしょうし、テストが明らかにした固定は、ズレあるいはフレアによるものです。したがって、最も取るべき対策としては、最初にズレとフレアを触診し、見つけたものを矯正し、立位屈曲テストとストークテストで結果の確認を行うことです。固まった関節がもはや存在しないのであれば、捻転の触診で悩む必要はありません。もし、ズレとフレアを矯正した後も関節が固まっているのが続くようであれば、捻転を矯正してください。しかし、もしフレアやズレを触診する前に捻転の触診を行ったら、何も問題がないのに矯正し、誤った方向に導かれて、捻転を矯正してしまうかもしれません。

患者を背臥位にして、捻転の触診を行ってください。ASISの上に両母指を置き、互いの位置を比較してください。片方の寛骨が前方に捻転しているように思われますか？　もう一方は後方に捻転しているように思われますか？

ここで、フレアもしくはズレの機能障害のいずれかをすでにリリースしたか、あるいは何も起きていないと仮定しましょう。もし、立位屈曲テストとストークテストが右側で固まっていることを示し、右寛骨が前方へ捻転していたとすると、右寛骨は前方捻転している状態で固まっているのです。左側に固まった関節を発見し、左寛骨が後方で捻転していたとすれば、左寛骨は後方捻転で固まっているのです。

私はこれまで、3タイプの固まった仙腸関節の固定を一度にすべて抱えている患者の施術を行ったことはありませんが、それは起こりうると信じています。しかしながら、これらの固まった関節のうち、どれか2つの組み合わせを見つけることはしばしばあるでしょう。患者一人ひとりが持つ身体の特徴によって、時としてこれらのパターンを触診することは、とても容易であり、別の機会ではより難しいということもあるのです。もし、最初にどのパターンを見ているのかをしっかりと確信できなくても、がっかりしないことです。もし、確信がもてなければ、セラピストが考える問題点を矯正し、再度チェックすることです。固まった仙腸関節をリリースするために本書で説明したテクニックは、寛骨の位置を読み違えたり、実際には存在しない問題を矯正しようとしたりしても、害を及ぼすことがないほど十分にやさしいものです。もし、立位屈曲テストやストークテストが固まった関節があることを示し、ズレとフレアのどちらを診ているのか触診ではっきりしないのであれば、固まった関節が現れている両側を矯正してください。例えば、ズレを矯正してから再チェックを行い、そのチェックで陰性ならば、問題はズレだったと分かります。もし、そのチェックでまだ陽性であれば、フレアを矯正し、再チェックを行ってください。手技の前後で必ず触診するので、微妙であるけれど重要な違いを見たり、感じたりすることを学ぶのです。やがて、より一層微妙なパターンをみたり感じたりすることを学ぶようになるのです。

仙骨の骨盤機能障害のためのテクニック

今まさに学ぼうとしているテクニックは、この部分の関連するすべての軟部組織と靱帯をリリースできれば、最も効果を発揮します。例えば、ハムストリング、殿筋、回旋筋、腰筋、腰方形筋、脊柱起立筋、靱帯はバランスがとれた状態で、患者の骨盤も骨盤への手技を受け入れるほど自由で制限がない状況にしておいてください。

アウトフレア

患者を背臥位にします。アウトフレア側で、患者の片側の膝を曲げます（治療台の上に足を置いてください）。アウトフレアと同側の治療台に座ります。坐骨結節の内側面に片手を置き、もう一方の手の指と手根をASISの周りに置きます（**図8.9**、**図8.10**）。

腸骨を内方に押して待っている間に、やさしく、しかししっかりと結節を外方に引っ張ります。寛骨はダンスを経てリリースされるか、正常な位置に真っ直ぐ動くことでその制限はリリースされるでしょう。このテクニックはJan Sultanによって考案されました。

インフレア

患者を背臥位にして、インフレアと反対側に立ちます。**図8.11**で示したように、インフレア側の膝に手を伸ばします。その膝を曲げ、その下にセラピストの腕を入れて持ち上げ、膝を上方に引っ張りながら、正中線を横切るように上方に持ってきます。この位置で膝を保持し、結節を支えるためにほんの少しだけその膝をセラピスト側に引っ張ります。もう一方の手の手根をASISの内側に置き、やさ

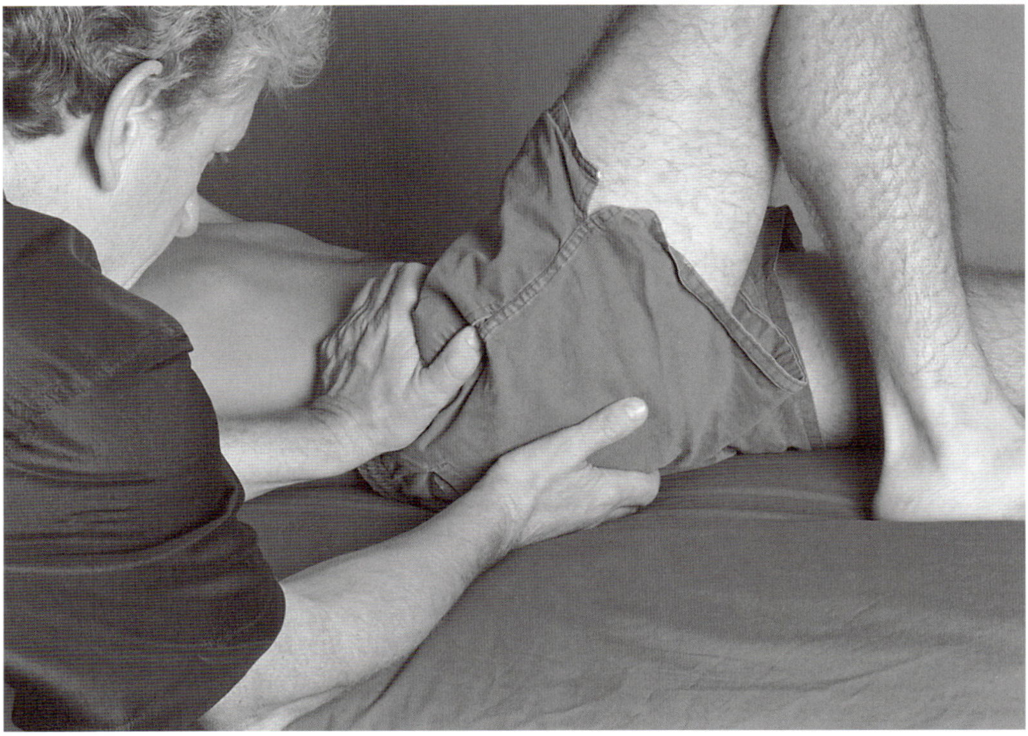

図 8.9

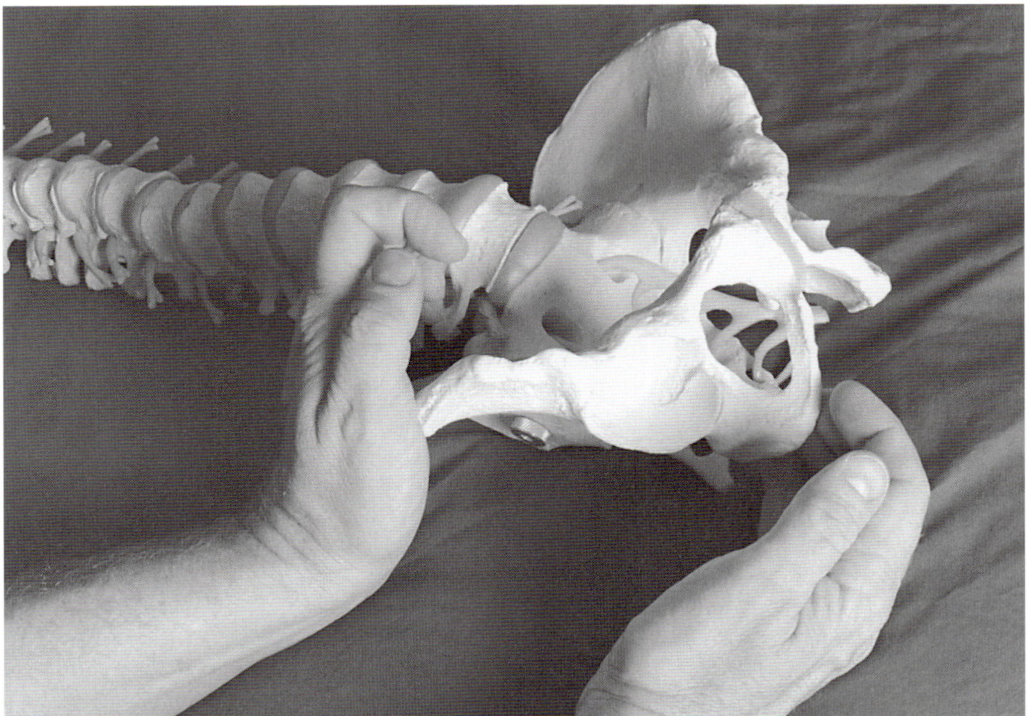

図 8.10

しく、しかししっかりと腸骨を外方に押して、待ちましょう。寛骨は、ダンスを経てリリースされるか、正常な位置に真っ直ぐ動いていくでしょう。

上方滑り

上方滑り側の反対側を下にして側臥位になります。寛骨を誘導するハンドルとして、上方滑り側の脚を利用してください。直接的テクニックを使って、やさしく、かつしっかりと脚を下方に引っ張ってください。そして、寛骨が正常な位置に滑り込むのを待ってください（図8.12）。間接的テクニックはさらに数段階が必要です。大腿骨を利用して、やさしくかつしっかり、ゆっくりと寛骨を上方に押すことによって、上方滑りを増しま

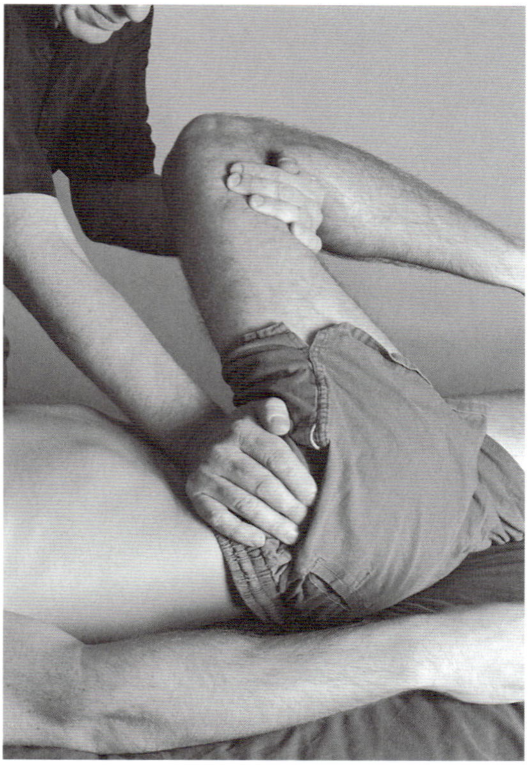

図 8.11

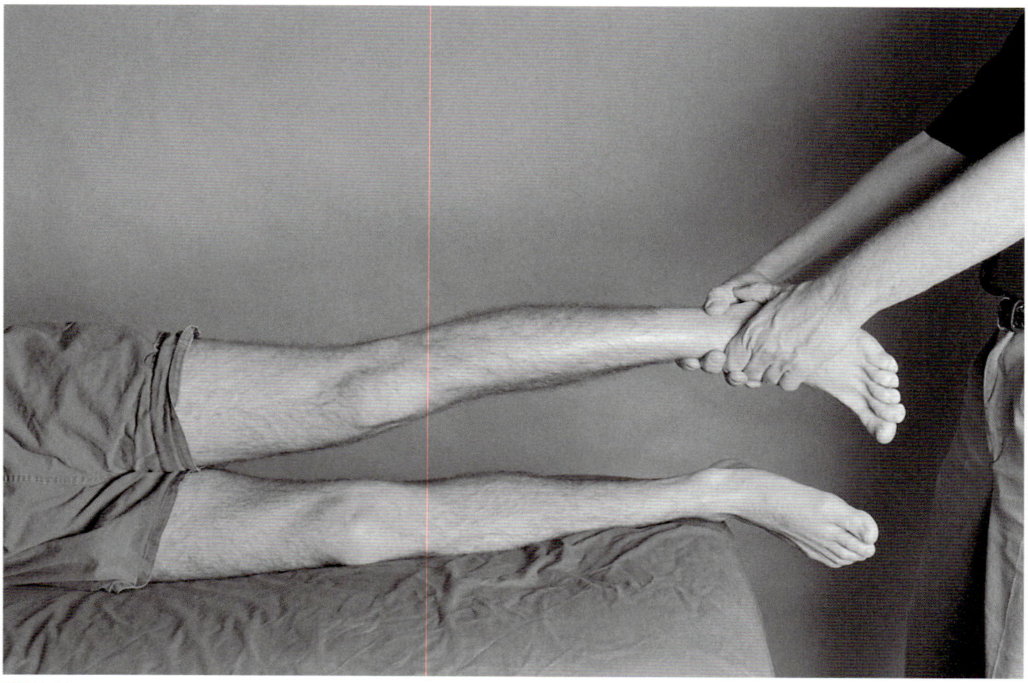

図 8.12

す。そこで待ってください。寛骨が上方滑りのほうにさらに動くのを感じるでしょう。次に、拍動を感じ、それから寛骨が下方に動く患者の身体のインパルス（刺激）を感じるでしょう。下方に動くためのインパルスを感じている時、患者の身体をリリースするスピードに見合ったスピードで脚を下方にゆっくり、やさしく引っ張ることでその動きを促進させてください。

もし最初に、下方に動くための身体のインパルスを感じられなくても、心配いりません。以下に示されたテクニックを行います。上方滑りのほうにさらに寛骨を押すために大腿骨を利用し、その位置で約 5 ～ 10 秒の間保持し、それから脚と骨盤を下方に牽引してください。これら 2 つの上方滑りに対する方法も、Jan Sultan によって考案されたものです。

下方滑り

単純に、上方滑りの直接的テクニックと間接的テクニックを逆にします。骨盤を上方に直接押すために、患者の脚を利用することができます。あるいは、下方滑りを増すために、患者の脚を下方に引っ張り、上方にリリースするためのインパルスを待つことができます。

前方ズレ

患者を腹臥位にして、前方ズレが起きている側と同側に立ってください。片手の指を前方の恥骨の上に置き、もう一方の腕の前腕を反対側の寛骨の上に置いてください。やさしく、しっかりと恥骨前部を後方に押しながら、前腕で骨盤を固定してください。そして待ってください（**図 8.13**）。寛骨がリリースへダンスするか、正常な位置に真っ直ぐ動くでしょう。

後方ズレ

患者を腹臥位にして、後方ズレが起きているのと反対側に立ってください。前方ズレで説明したように、同じ手と前腕の配置を使いますが、この場合、やさしく、しっかりと逆側の寛骨を前方に押しながら、指で恥骨を固定してください。そして、待ってください。寛骨がこの方法でダンスすることでリリースされるか、あるいは正常な位置に真っ直ぐ動くでしょう。

前方捻転

患者を背臥位にして、前方捻転が起きている側に立ってください。それから、前方に捻転している寛骨の ASIS の上に片方の手の手根を置いてください（**図 8.14**）。膝を曲げ、大腿骨を治療台に対して垂直にもってきて、膝に少し体重を

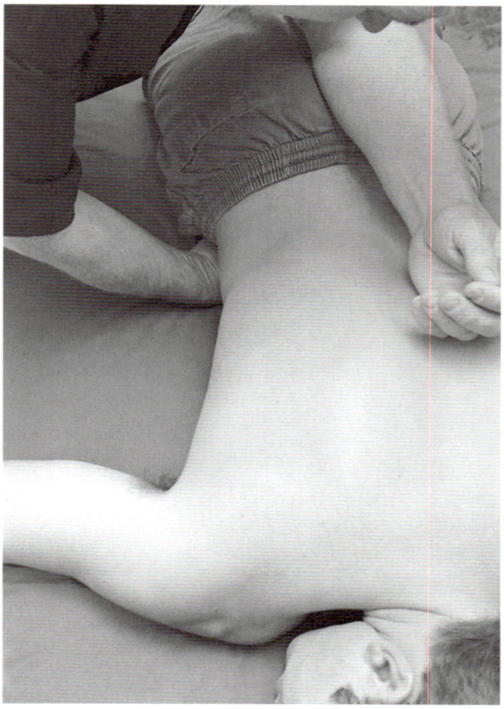

図 8.13

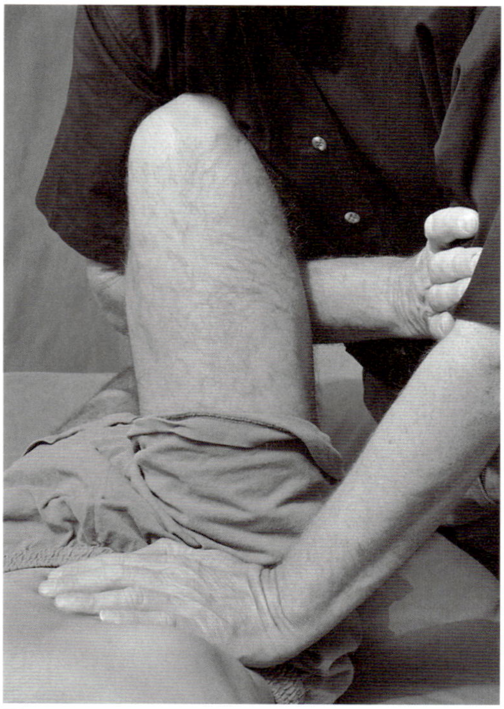

図 8.14

かけてください。寛骨の後方への捻転を促進させる目的で大腿骨を動かすために体重をかけます。その動きにしたがって、もう一方の手で、やさしくしっかりと後方捻転の方向に、ASIS に対して圧をかけてください。そして、待ってください。寛骨はダンスを経るか、正常な位置に真っ直ぐ動くでしょう。

後方捻転

患者を腹臥位にして、後方捻転が起きている側に立ちます。後方に捻転している寛骨側の膝のすぐ上の大腿骨を下から持ちます。そして、もう一方の手を寛骨の後面に置きます。治療台から大腿骨をわずかに持ち上げて、その下にセラピストの膝を置いてください。したがって、このテクニックを行う際に、膝を上げて支える必要はありません（**図 8.15**）。もう一方の手で、前方捻転の方向にやさしくしっかりと圧をかけ、待ってください。寛骨は緊張が解けることによって、あるいは正常な位置に真っ直ぐに動くことによって、制限がリースされるでしょう。

一般に、セラピストがリリースを試みている固まっている部位に関連した筋膜や靱帯組織の準備をしていれば、仙腸関節のテクニックは、本書で論じてきた他のすべてのテクニックと同様に、最も効果を発揮します。組織を準備するという

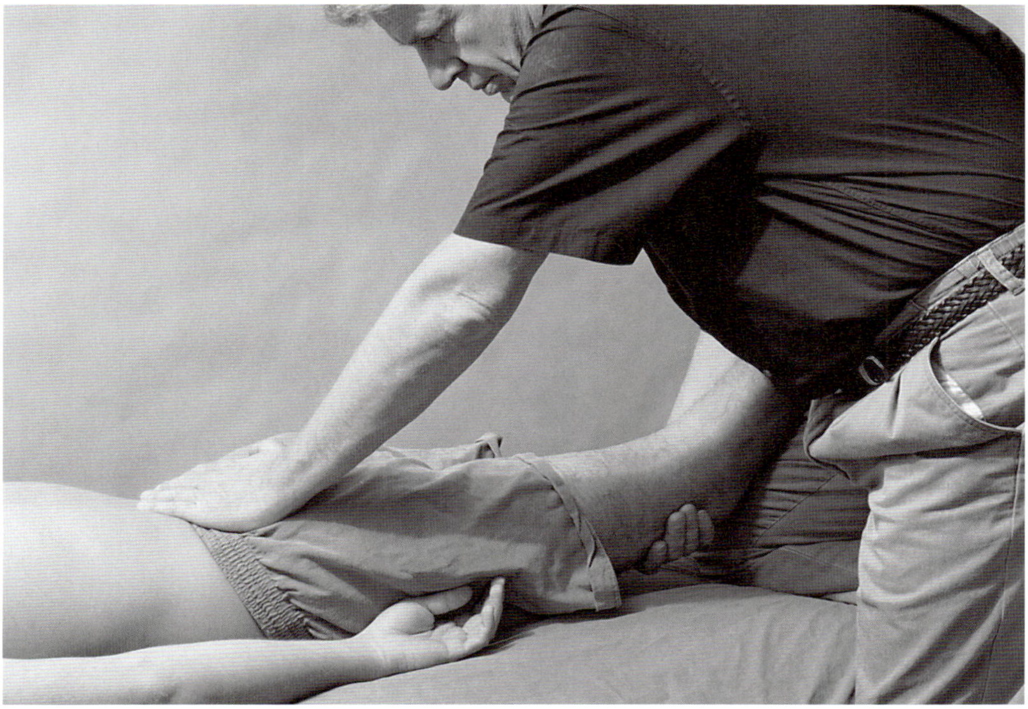

図 8.15

ことは、関連している緊張のパターンをリリースして、患者の身体の適切な部位に十分なバランスをもたらすことで、この患者がセラピストの手技に対して適応できることを意味します。代償の多くのパターンとともに、身体全体のアライメントに取り組むことができるのであれば、より効果を上げることになるでしょう。

身体全体にアプローチを行うセラピストとして、皆さんはこうした組織をリリースしたり、バランスをとったりするための方法をすでに持っているでしょうが、皆さんのテクニックは間違いなく、本書から学ぶテクニックのプラスになるものと思います。しかしながら、組織の準備をするため、あるいは代償のパターンにアプローチするためにたとえ何もしなくても、本書のテクニックはそれ単独でも良い結果を十分得ることができます。

第 9 章
肋骨
The Ribs

前章で、骨盤がどのように腰背部の痛みの一因となっているのかを学びました。本章では、肋骨がどのように腰背部痛の一因となり、そしてその痛みを持続させているのかを学んでいきます。胸椎は、筋膜・靱帯・関節の固定と同様に、身体全体の構成、一体性、機能に深く影響しています。胸椎の関節だけを考えると、150 の関節を持ち、ほとんどの肋骨は一本あたり 6 つの関節にかかわっている可能性があります。肋骨（胸骨、鎖骨、そして肺を吊り下げている靱帯や筋膜）やその周辺の関節の制限を含む胸椎の制限をリリースすることで、頚部や腰部を操作することなしに、頚部や頭部の固まっている関節をリリースすることができることがあります。本章では、肋骨に限定して説明をしていきます。いったん肋骨の機能障害を認識する方法とリリースの方法を学んでしまえば、その知識が胸椎や頚椎における多くの固まっている関節をリリースすることに役立つでしょう。

肋骨の影響

肋骨は非常に独特な方法で脊柱と関節を成しているので、脊柱の機能障害における重要な役割を担っています。第 1 肋骨は第 1 胸椎と、第 11、12 肋骨は第 11、12 胸椎といったように、それぞれ関節を形成しています。

第 1、11、12 肋骨は単一の関節面によって関節を成し、第 2 ～ 10 肋骨は半関節面によって関節を形成しています。第 11、12 肋骨を除くすべての肋骨は、強い軟骨性の接合によって胸部の前で関節を形成しています。この軟骨は胸骨とも関節を形成しています。胸部の前方を見てみると、実際に、これらのほとんどの肋骨と関連している、肋軟骨接合と胸軟骨接合（sternochondral junction）と呼ばれる、2 つの接着があることが分かります。肋軟骨接合は関節のように機能し、円錐形の軟骨に肋骨の凹状端が入ることによって形作られています。胸軟骨接合は、小さな滑液関節が見られる、胸骨柄に付着している肋軟骨によって形成されています。動作はこれらの関節の両方で起こり、肋骨をリリースするということは、肋軟骨接合にアプローチする必要があります。また、場合によっては胸軟骨接合へのアプローチも必要となる場合があります。

図 9.1 に示したように肋骨と椎骨の複雑な関係は、なぜ機能障害に陥った肋骨のねじれが、通常、椎骨の回旋や胸椎におけるタイプⅡ（ニュートラルポジションにおいて、椎骨が同側に回旋・側屈するのであれば、椎間は開いた状態で固まっているか、閉じた状態で固まっているかのいずれかの椎間制限を持っています）の機能障害から生じるのかを示しています。半関節の形成によって脊柱と結合している肋骨は、２つの椎骨と関節を成しています。

例として、第５肋骨を見てみましょう。第５肋骨は、T4 の下肋骨窩、T5 の上肋骨窩、T5 横突起の肋骨窩に付着しています。もし、T5 の上で T4 が右回旋したら、T4 は肋骨の上部を引っ張る一方で、T5 に付着している下部は、回旋に影響されることなく、そのままの状態を保つのです。T4 の右回旋は、このようにして右第５肋骨の外方へのねじれと左第５肋骨の内方へのねじれを生み出します。

半関節によって結合している肋骨は、２つの肋椎結合と１つの肋横突結合（constotransverse connections）を持っています。第 11、12 肋骨のように単一の関節面によって付着している浮遊肋は肋横突関節を持っていません。たとえ、第 11、12 肋骨が胸郭の前面に付着していなくても、それらは後方腹壁の筋肉と興味深い結合を持っているのです。これらの結合は重要です。なぜなら、第 11 あるいは第 12 肋骨の結合が固まっている時、それらは腹筋群の筋膜損傷のパター

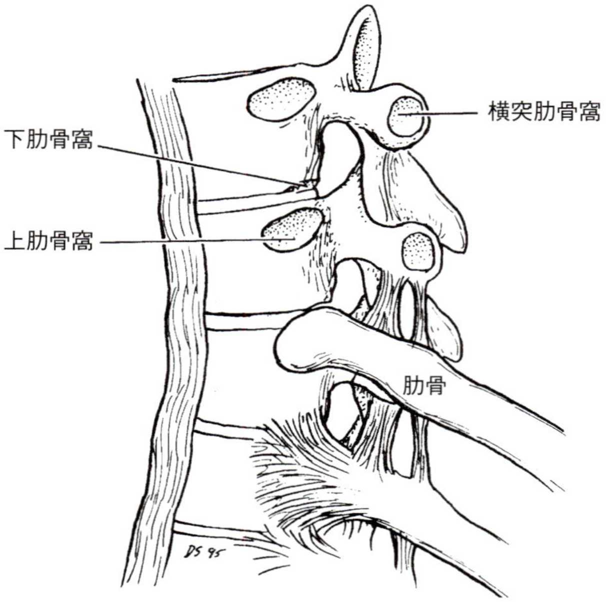

図 9.1

ンを伴って起きるからです。私の同僚であり、友人のJan Sultanがこれを発見しました。これらの損傷パターンはしばしば渦状の形で起きており、もし、第11、12肋骨も首尾よくリリースしたいのであれば、これらの損傷パターンもまたリリースされなければなりません。これらの肋骨ですら、椎間板の輪に付着している頑丈で小さな靱帯を持っているのです。これらすべての結合が意味することは、問題を抱えた肋骨は、時に機能障害の椎骨よりもさらなる痛みを引き起こし得るということと、固まった肋骨をどのようにリリースするかを学ぶことが、治療を行う上でのあなたの技術の向上に大いに役立つということを示しています。

肋骨と脊柱の密接な関係のため、椎骨の機能障害をリリースすることで、しばしば肋骨の機能障害を容易にリリースすることができます。したがって、最も良い方法は、最初にタイプⅡの固定をリリースすることです。しかしながら、多くの場合、機能障害を起こした胸椎をリリースするには、肋骨をリリースするだけでは十分なものではないでしょう。そのため、施した手技が成功したことを確認するために、必ず椎骨と肋骨の固定の両方に対する検査と再検査を行うことです。タイプⅡで固まっている関節をリリースすることは、ある時は肋骨をリリースし、またある時はしないことを覚えておいてください。また、逆に固まっている肋骨がリリースされるまでは、タイプⅡで固まっている関節は必ずリリースされるとは言えないことを覚えておいてください。

もし、首尾よく機能障害の胸椎をリリースしたら、患者はおそらくすぐに症状の改善を口にするでしょうが、関連した固まっている肋骨をリリースしなければ、数時間あるいは数日のうちに、あなたは痛みが逆戻りしたことを聞かされることになるでしょう。時にこの報告が意味することは、未解決の固まっている肋骨は、関節面の制限を再発させるのに十分な要素であるということです。また、別の機会では、たとえ機能障害がある椎骨のリリースが完全に成功したとしても、固まっている肋骨の問題が解決されていないので、患者はまだ痛みを抱えていることを意味するのです。長く続く背部や頚部の痛みにおいて、肋骨は非常に重要です。多くの頚椎において、固まっている関節は固まっている上部肋骨によって維持されます。椎骨の機能障害をリリースする方法を知っているものの、固まっている肋骨をリリースする方法を知らないセラピストから治療を受けた多くの患者をこれまでたくさん見てきました。胸椎のみをリリースした結果、固まっている肋骨の状態は悪化し、患者は治療前よりもさらなる痛みを抱えることになるのです。ゆえに、常に固まっている肋骨の有無を確認し、リリースしてください。それによって患者はあなたにこの治療をしてほしいと思うようになるでしょう。

固まっている肋骨の見つけ方

肋骨はいろいろなパターンでトラブルに巻き込まれやすいです。それらは内方や外方にねじれたり、前方や後方に不完全な外れ方をしたり、第1肋骨は上方にすべったり、外傷によりゆがんだり、機能障害を起こしたりするのです。ねじれや亜脱臼、第1肋骨の機能障害をどのように理解し治療していくかを見ていくことにしましょう。

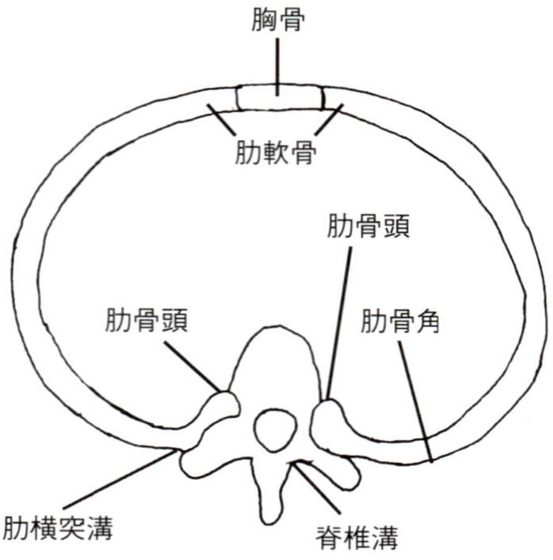

図 9.2

肋骨をリリースするためのテクニックは、非常に簡単で単純なものです。あなたが知っておかなければならないすべてのことは、固まっている肋骨をどのように探しあてるかということだけです。ねじれているのか、亜脱臼しているのかどうかを知る必要はありません。固まっている肋骨を探しあてる2つの簡単な方法があります。いったん固まっている肋骨を探しあててしまえば、テクニックを活用していくことによって、肋骨がどのようになっているか分かるので、肋骨のリリースに向けてのダンスに従ってください。つまり、評価と治療は1つのプロセスになっているのです。

脊柱には関連した2つの溝があることに注目して下さい。脊椎溝は脊柱の棘突起と横突起の間にあります。もう一つの溝（肋横突溝）は、肋横突接合部で肋骨と脊柱が関節を形成する場所にあります。**図 9.2** のイラストで描かれているように、この接合部はだいたい脊柱起立筋の外方境界線にあります。この肋骨の溝を見つけるために、母指球を棘突起の上に置き、母指を外方に移動させます。ほとんど即座に、母指が脊椎溝に沈み込むのを感じるでしょう。再びくぼみ、あるいは溝に沈んでいくのを感じるまで、さらに横突起を越えて母指を外方に移動させます。この2番目の溝が肋横突溝で、これは脊椎溝ほど深いものではないことに気付くでしょう。固まっている肋骨を発見するためにこれから学ぶ2つのテストは、ここに指を置くことが必要になるので、肋横突溝を探しあてる練習を行ってください。

肋横突溝は固まっている肋骨なのかを感じ取るための最も良い場所でありますが、ねじれや亜脱臼を触診しようとする際には、役に立ちません。

固まっている肋骨を発見するための2つの方法を学ぶ前に、まず、ねじれや亜脱臼をどのように触診するかを見ていきましょう。それは、必ず必要というわけではありませんが、肋骨の触診を練習する時に、骨格を診ることができるのであれば、役に立つものです。注目すべき最初の点は、各肋骨の上縁（上側の縁部分）は下縁（下側の縁部分）ほど感じ取りやすいものではないということです。

肋骨の上縁・下縁の形や位置については、上方縁は下縁ほど目立って感じられないのです。したがって、そうした肋骨の形の特色から内方ねじれを固まっている肋骨と判断しないようにしてください。

ねじれを判断するために、疑わしい肋骨の上縁および下縁を肋骨角の位置で触診します。もし、肋骨が外方にねじれていたら、２つの警告サインを見つけるでしょう。１つは、上縁がより顕著で、下縁は通常より目立たないでしょうし、その肋骨上方の肋間スペースはより広く、肋骨下方のスペースは通常より狭いでしょう。内方ねじれはちょうど正反対の特徴を示します。疑われる肋骨の下縁はより鮮明で、上縁は通常よりも不鮮明で、肋骨下方の肋間スペースはより広く、肋骨上方の肋間スペースは通常よりも狭いでしょう。

亜脱臼を決定するために、胸郭前方の肋軟骨接合における、疑われる肋骨の最前方部を触診し、胸部の後方側で肋骨角を触診します。それから、疑われる肋骨と逆側の肋骨と比較します。

疑われる肋骨の後方肋骨角はより前方ですか、もしくは後方ですか？　肋骨頭は肋軟骨接合で、逆側の肋骨よりも前方ですか、あるいは後方ですか？　もし、肋骨角と肋骨頭が両方とも、逆側の肋骨と比較して、より前方にあったら、疑われる肋骨はおそらく前方に亜脱臼しています。もし、肋骨角と肋骨頭が肋軟骨接合で両方とも、逆側の肋骨よりも後方にあったら、疑われる肋骨はおそらく後方に亜脱臼しています。

ねじれと亜脱臼を見つけるための肋骨の触診は難しい可能性があり、特に背部の筋肉組織が発達している患者に関してはその傾向があります。触診技術向上のため、これらの肋骨のパターンを感じ取る練習をすることが最上の手段です。しかし、幸運にも固まっている肋骨を見つけて、それをリリースするのに、上記の触診の過程を経る必要はまったくありません。単に母指を疑われる肋骨の肋横突溝に置き、動作テストを行うだけでよいのです。肋骨にいわゆる“スプリング・テスト”を用いて肋骨の動きを診てください。肋横突と関節を成している、と疑われる肋骨の上に母指を置き、しっかりした圧で素早く前方に押し、素早く圧を解いてください。これを数回、素早く繰り返すことで、肋骨が跳ねるかどうかを感じることができます。もし、肋骨が跳ねるのを感じられなければ、おそらく固まってしまっているのです。ばねを持たない固まっている肋骨と、圧によって容易に跳ねる固まっていない肋骨の明らかな違いを感じ取ることができるまで、多くの肋骨に対してスプリング・テストを行います。

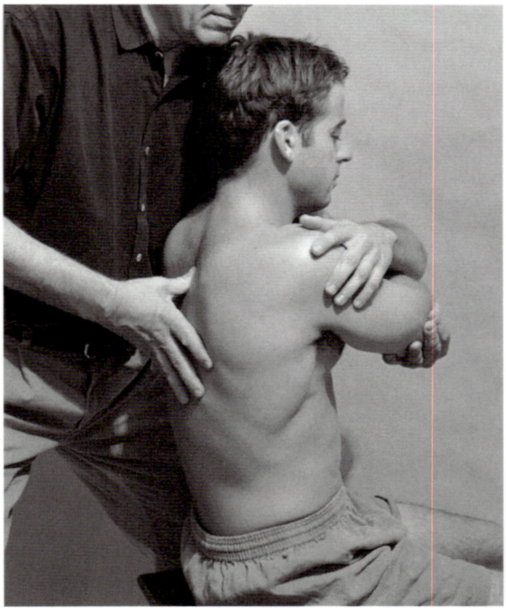

図 9.3

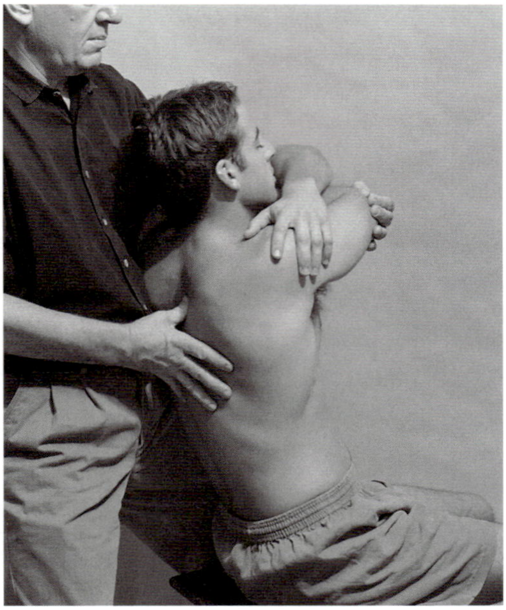

図 9.4

固まっている肋骨に対する動作テストのもう一つ別の方法は、“補助的スプリング・テスト”です。患者を座らせ、両腕が交差するように、左右の手をそれぞれ反対側の肩に置かせます。患者の後方に立ち、交差した患者の両腕をあなたの片手を使って、肘の部分で抱え上げます。患者には両腕の全体重を必ずあなたにあずけさせ、あなたが両腕を抱え上げるのを無意識に助けようとはさせないことです。疑わしい肋骨の周辺に母指を置き、スムーズかつ素早く患者の両腕を上げ下げします。両腕を上げた時に母指を前方に押し、それから下げた時に圧を解きます（**図 9.3、図 9.4**）。肋横突関節と肋椎関節のいずれかまたは両方が固まっているのなら、患者の両腕を上げた時にあなたの母指は前方に沈まないでしょう。もし、両腕を上げた時に母指が前方に沈まなければ、固まった肋骨を発見したことになります。

これら２つのテストは、固まっている肋骨をリリースするために必要なすべての情報を与えてくれますが、補助的スプリング・テストはより信頼性と正確さがあり、とりわけ、あなたが固まっている肋骨に対する触診に慣れていない場合には活用すべき検査法であるといえるでしょう。

これらの検査法は、どの肋骨が固まっているのかは識別できますが、肋骨が前方あるいは後方亜脱臼した状態で固まっているのか、外方あるいは内方にねじれた状態で固まっているかについては識別できないということに注意して下さい。幸運にも、肋骨をリリースするためにテクニックを用いて、この種の識別をする必要はまったくないのです。必要なのは、どの肋骨が固まっているかを知ること

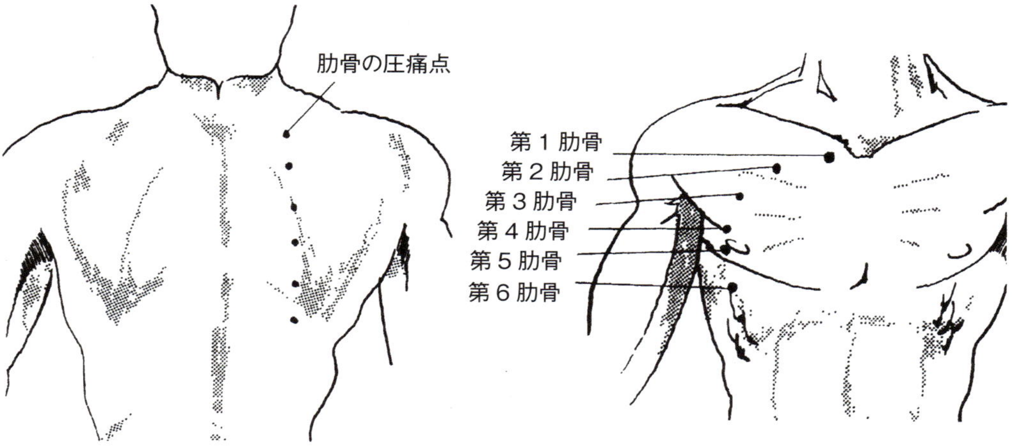

図 9.5

だけでいいのです。

ところで、評価技術向上の方法として、固まっている肋骨には通常、**図 9.5** に示されているように、軟部組織における特徴的な圧痛点を伴うということを知っておくとよいでしょう。多くのこうした圧痛点は、肩甲骨の縁に沿っていることが分かるでしょう。患者の肋骨が固まっている時、肩甲骨の縁に痛みを訴えるのはとても一般的なことです。しかしながら、患者による痛みのポイントがどこにあるのかの訴えで誤った方向に導かれてはいけません。しばしば、患者が感じる菱形筋付近の痛みは二次的なものであり、固まっている肋骨によって引き起こされているのです。もし、菱形筋をリリースし、不快を感じる肋骨をリリースしなければ、患者の痛みは非常に短時間で再発してしまうでしょう。しかしながら、肋骨をリリースした後、肩甲骨に沿って筋筋膜をリリースすることは、肋骨のリリースの助けになるでしょう。

固まっている肋骨を探しあてる他の方法は、脊柱側の肋横突溝に母指または四指を走らせること、そしてもう一方も同様に行うことです。さらに調べてみたいと感じるものがあるか注意して診てください。何の先入観も持たずにこれを行ってみてください。指が固まっている肋骨を見つける多さに驚かされるでしょう。素早く固まっている椎骨の関節面を見つけるための方法を練習したいのであれば、脊椎溝において同じことを行うことができます。いったんこの方法で、固まっている箇所を感じ取る能力に自信が持てたら、患者の身体のどの部分でも同じ方法で機能障害を探し出すことができます。患者の問題を探し出すこの方法は、とても芸術的で、患者を治療する時はいつでも簡単に実践できます。

覚えているかと思いますが、第1肋骨は第2～10肋骨とは若干異なる動きをします。第1肋骨が機能障害に陥った時、それは上方で固まっている傾向にあります。第1肋骨に問題が生じた時、固まっている肋骨と同側の斜角筋の筋緊張が高まり、T1と関節を形成する付近で、第1肋骨の上方面で目立った圧痛があることに気付くでしょう。頚椎の痛みのリリースは完全にできたにもかかわらず、患者からはまだ首が痛い、右の僧帽筋の上方縁に沿って刺すような痛みを感じると言われた経験はないでしょうか。このような時は通常、右の第1肋骨が固まっていることを意味します。

第1肋骨に問題が起きているかどうかを調べる検査法が2通りあります。最初の方法は、スプリング・テストの別バージョンです。患者を座らせ、第1肋骨とT1が関節を形成している部分を覆うように母指球を置き、殿部の方向に下向きにスプリング・テストを行います。もし、跳ね返るような動きがなければ、おそらく固まっていると考えられます。第1肋骨を検査するもう一つの方法は、患者を座らせ、左右の四指を第1肋骨の上に置き、脊椎の関節部に非常に近い位置に示指を置き、患者に深呼吸をさせます。もし、左右どちらか一方の第1肋骨が固まっていたら、吸気で動かないはずです。

肋骨をリリースするためのテクニック

どの固まっている肋骨をリリースするにしても、その前に、胸椎部分の軟部組織、特に肋横突関節、肋椎、肋軟骨、胸軟骨部分の周辺が十分にリリースされるための準備がなされていることを確認してください。はじめに、胸椎でのすべてのタイプⅡの固まっている関節をリリースします。

これから紹介する肋骨をリリースするためのテクニックは、すべて患者を座位にして行います。第2～10肋骨の機能障害に対して、一方の手の指あるいは母指を肋横突関節の上に置き、もう片方の手の指は機能障害を起こしている肋骨の肋軟骨連結部の上に置きます（**図9.6**、**図9.7**、**図9.8**）。ゆっくりとやさしく、しっかりとした圧で、向かい合う方向へ指を押します。圧を加える際に、患者に固まっている肋骨と同側に、身体を側屈させるように指示します。その状態を維持し、待ちます。肋骨のダンスに従ってください。そうすると、緊張が解け、制限がリリースされ、そして組織が緩みます。垂直面と水平面を中心に、身体が調整されるまで、この状態を維持し、待ってください。固まった関節が最終的にリリースされるために、2つの段階があることを、始めの方の章で述べたことを覚えているでしょうか。最初、組織が緩むことを感じるでしょう。それから、ほんの少し長く待てば、患者の身体自体が、矢状面、水平面、前頭面を中心に調整を

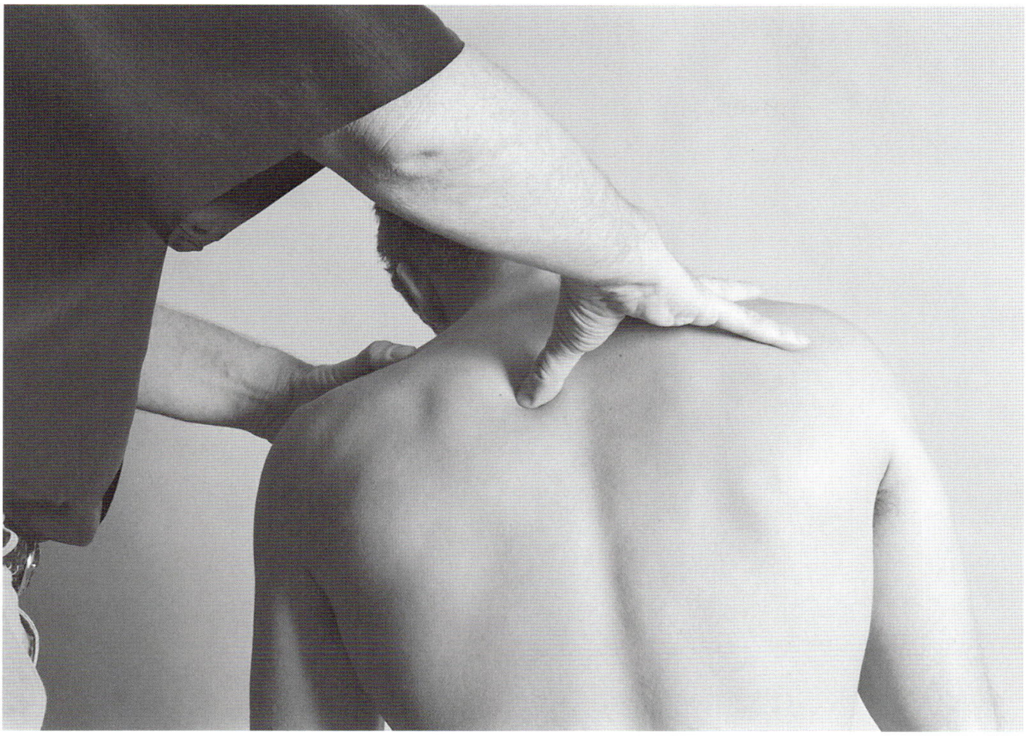

図 9.6

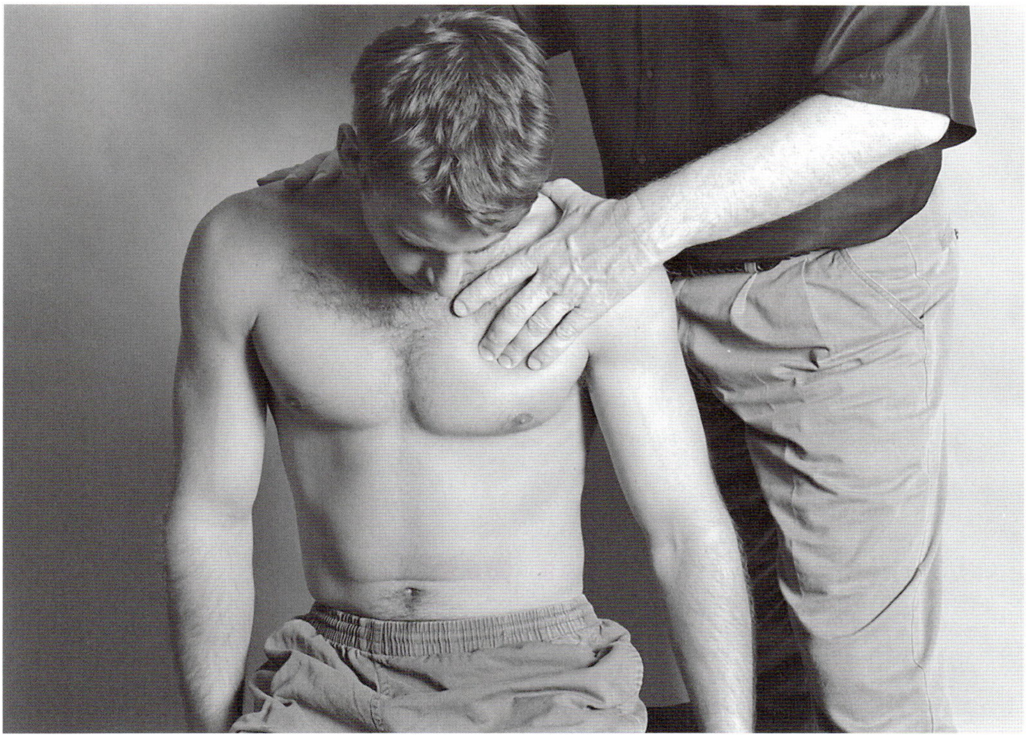

図 9.7

行っていく、直交性の効果を感じるかもしれません（関節には、矢状面、水平面、前頭面の3つの基本面があり、すべての関節はいずれかに沿って動くことになります。関節が基本面に沿って動く時、その動きの中心となる軸は基本面に直交していると言えるため、ここでは直交性という言葉を使っています）。ほとんどの身体の専門家にとって、垂直線を中心に身体を調整していくのを感じることは、1番簡単です。したがって、リリースされている間の調整について、矢状面、水平面、前頭面すべてを感じることができなくても、心配はいりません。あなたができる範囲で感じ取る練習をすればよいのです。やがて、もっと感じるようになるでしょう。これらの面のそれぞれは適切な角度で交差し、身体自身がこれらの面を中心に、どのように調整されていくかということについて端的に説明するために、ここでは直交性の調整ということに言及しています。

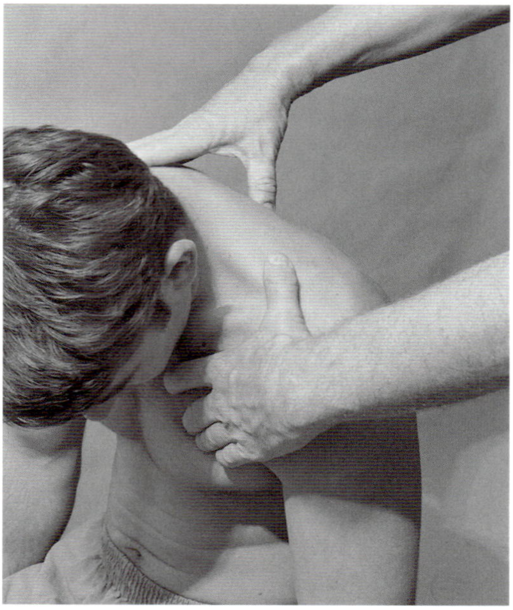
図 9.8

リリースしようとしている肋骨が、外方へのねじれた状態で固まっていると仮定しましょう。その肋骨がダンスを経るにしたがって、リリースされる前にさらに外方へのねじれに向かって動くことに、気付かされるでしょう。その肋骨は多くの場合、予想していないような方向に動くでしょうが、結果的には、さらなる外方へのねじれへと動くでしょう。肋骨がこの動きを終了した時、外方にねじれた位置から今度は正常な位置へと動いていくでしょう。リリースを試みている時に、この肋骨の動作を追うことと、その位置に注目することは、肋骨がどのように固まっているかを判別する方法となります。肋骨が最終的に身体の他の部位に対して、正常な位置に落ち着く時、動きは止まるでしょう。それから、組織が緩むことや、リリースされながら直立性かつ直交性に調整していく身体の特徴的な動きを感じることでしょう。

第11、12肋骨の機能障害のために**図 9.9**と**図 9.10**で示したように、一方の手の母指あるいは他の指をできるだけ肋椎関節に近いところに置き、もう一方の手の示指と母指は、身体の周りを包むように、肋骨の長さに沿って置きます。ゆっくりとやさしく、ただししっかりと肋椎結合部に圧をかけ、固まっている肋骨がある側に患者を側屈させます。ダンスに従い、肋骨がリリースされ、身体が直交

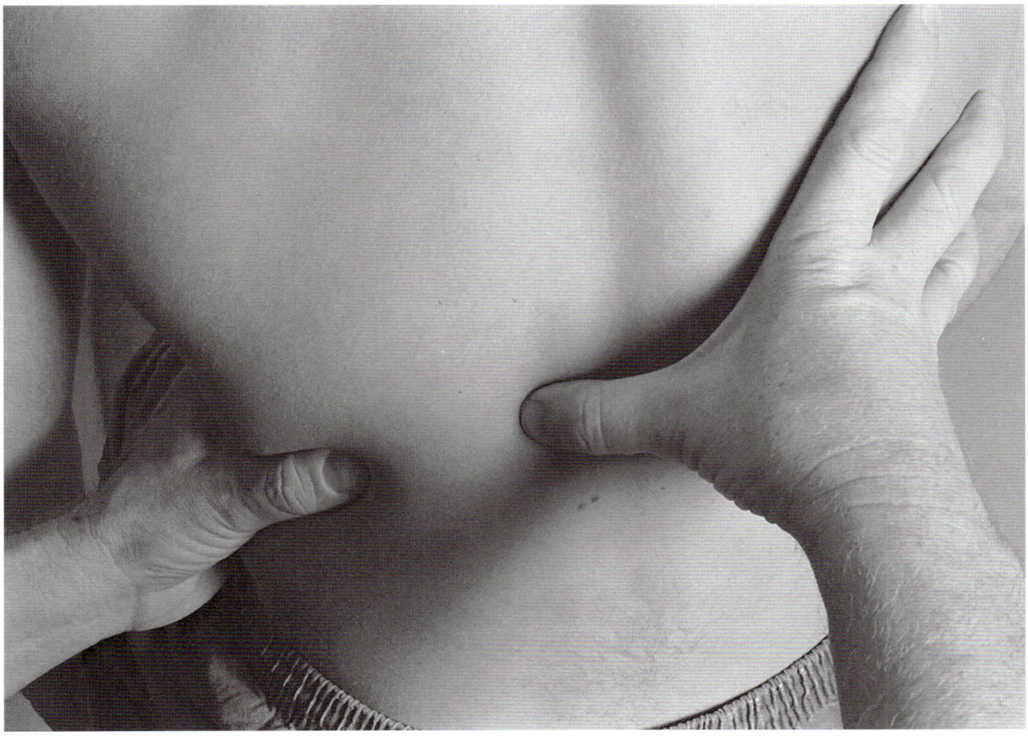

図 9.9

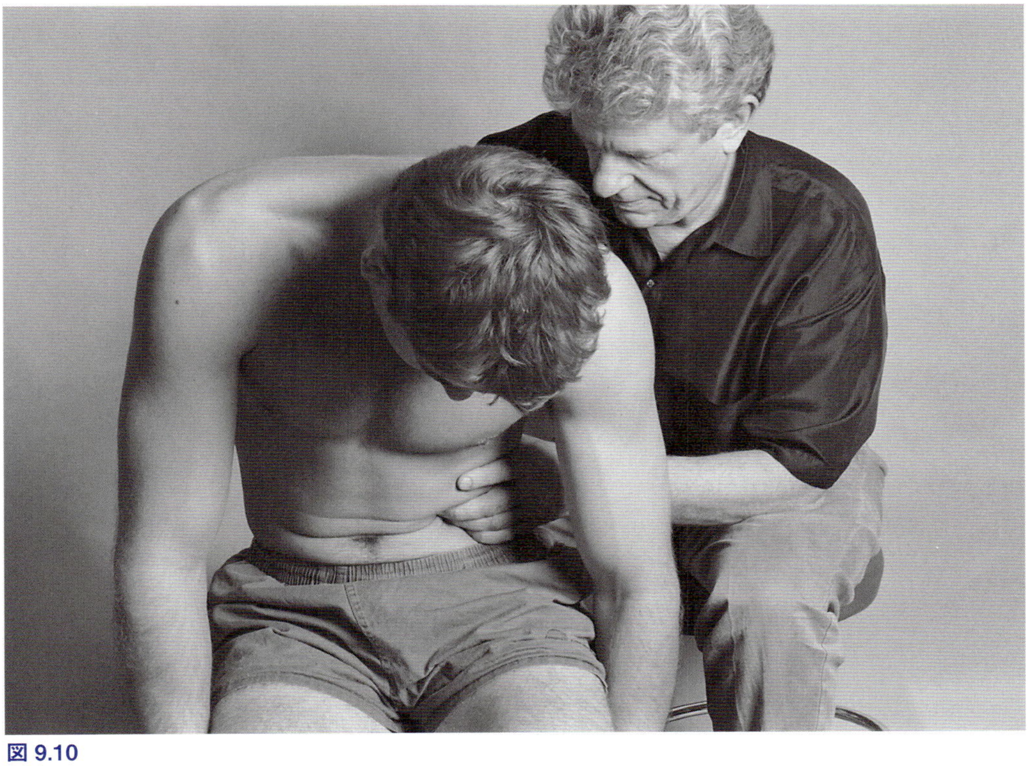

図 9.10

性に調整されるのを待ちます。第 11、12 肋骨の制限としばしば関係している後方腹壁の筋膜の渦のようなものの存在や、このテクニックによって、これらの筋筋膜損傷のパターンがリリースされなければならないことを忘れないようにしてください。

これらの一連の筋筋膜をリリースするためには、患者を背臥位にします。もし、なんらかの渦のようなものが存在していたら、それらは外腹斜筋、腹横筋、腹直筋の付近で、だいたい第 11、12 肋骨の内方先端部に見つかるでしょう。これらの渦状のものを探すために、母指球あるいは示指と中指で、上記の部位のいろいろな場所をやさしく押します。そして、**図 9.11**、**図 9.12**、**図 9.13** で示したように、指がらせん状の形態を持った組織の中に引き込まれるようになるかどうかを待ってみてください。もし、これが起これば、筋膜の渦を見つけたことになります。渦の部分に両手の示指、あるいは示指と中指を置き、身体の反応を待ちながら、組織の中にやさしく沈めます。しばしば、渦の中により深くらせん状に進むことで、指はやさしく組織に従うでしょう。らせん状に進んだ先にたどり着いた時、組織の緩んだことや、渦が緩んで、らせんから解放された刺激を感じるでしょう。これが起こるように行ってみてください。指はらせん状に組織の中に沈んでいき、らせん状に戻ることなしに、身体は容易に固まっている箇所をリリースするでし

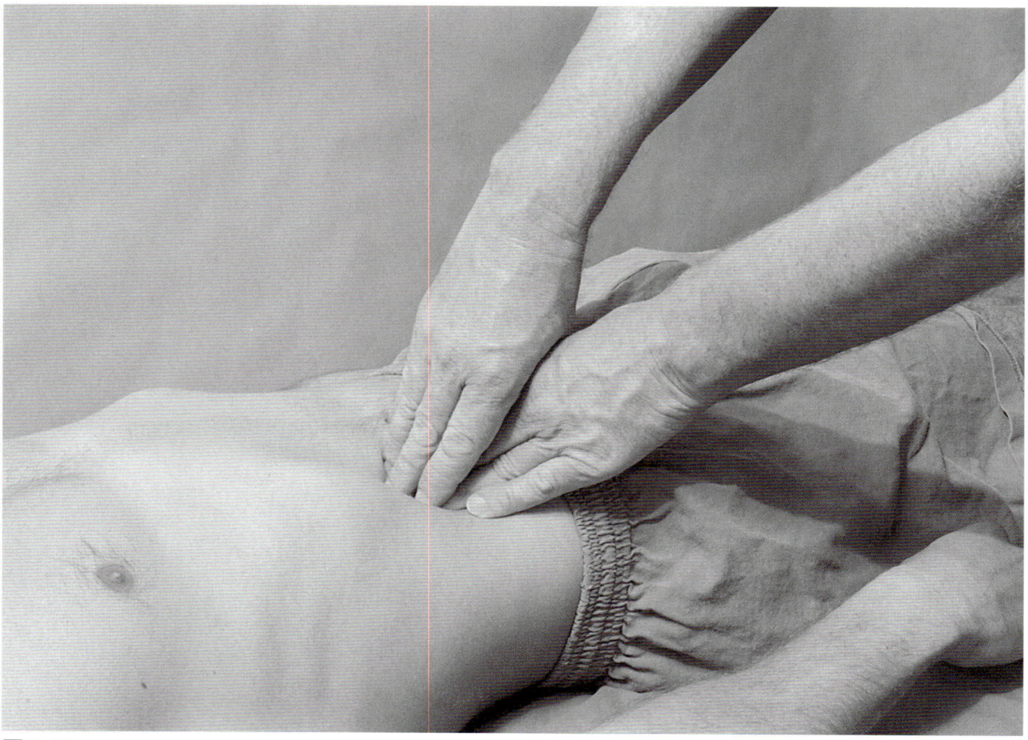

図 9.11

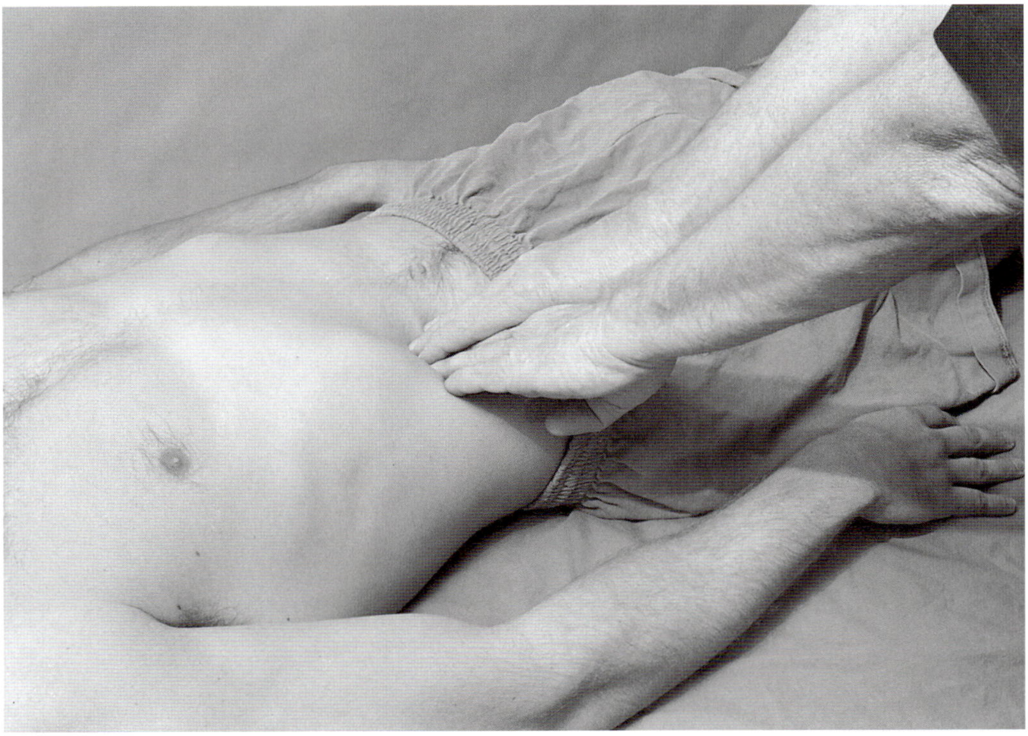

図 9.12

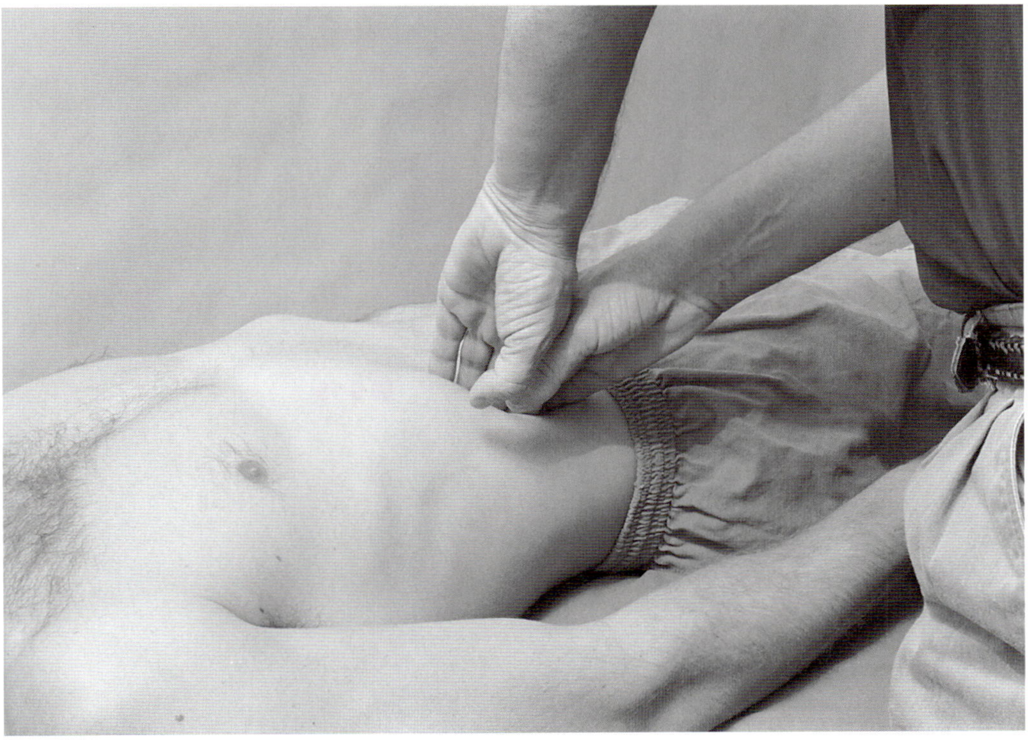

図 9.13

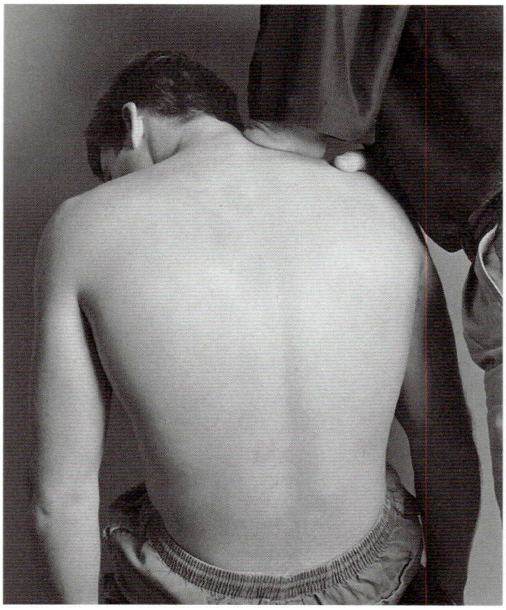

図 9.14

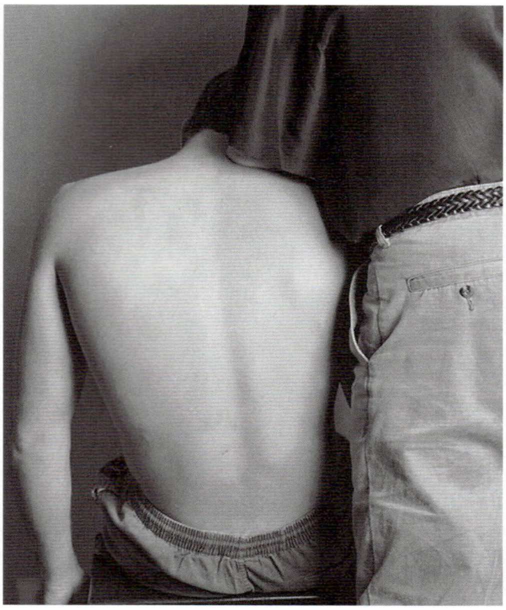

図 9.15

ょう。いずれかの方法で、組織が緩んで垂直線に沿ってリリースされた時、そのテクニックは終了となることが分かるでしょう。すべてのリリースのように、身体はそれ自身を直交性に調整しようとするでしょうが、筋膜の渦をリリースしながら他の面の変化を感じることは少し難しいかもしれません。

もし、動作テストを行い、第１肋骨の制限を見つけたら、それは上方で固まっている可能性が高いでしょう。右の第１肋骨で制限を見つけたと仮定しましょう。患者を座らせ、尺骨端（肘頭に最も近い部分）を、肋横突結合部でT1に付着している患者の第１肋骨の上に置いてください。患者にできる範囲で楽にいくところまで頭を前方に曲げてもらい、ゆっくりと頭を左に回してもらう間、この位置を維持します。頭を左に回していくに従って、関節裂隙に肘を沈めていきます（**図 9.14**）。それから、頭を真ん中へ戻してもらい、今度は非常にゆっくりと右側を向かせます。この間頭は前屈位に維持してもらいます（**図 9.15**）。ゆっくりと右に向くに従って、肋骨頭に対してゆっくり、かつしっかりとした圧をかけ続けます。肋骨が緩んで、その制限をリリースし、組織が緩むのを待ちます。できる限り身体が自身を直交性に調整するまで、圧をかけ続けます。それから、同側の斜角筋をリリースすることを忘れないでください。

肋骨に関する本章が、このマニュアルでの脊柱への手技に関する最後となります。次の最終章では、重要な点やその他の数種類のテクニックを提案し、説明していきます。

第 10 章
付録
Odds and Ends

身体は、やわらかいロボットでも多くの部品から成る複雑な物体でもありません。常に変化している内的・外的環境に適応することのできる、縫い目のない一つに統合されている生命体です。私たちが身体の“部品”と呼ぼうとしているものは、決して部品ではないのです。私たちの身体は、機械を作るために前もって作られた部品を集めて、急ごしらえされたものではありません。機械を部品に分解するように、身体をバラバラにしようとどんな試みをしようとも、身体として再び組み立てることは不可能であり、多くの生命感のない部品を生むだけです。そのため、身体の一部として肝臓や脳や足に言及する時、あまりにもおおざっぱに話してしまうのです。手や心臓のように、生きている肉体の様子について述べる時はいつでも、その側面であったり、もしくは全体のことについて語られます。車の中のキャブレターと同じように、器官が身体の中に存在するのではありません。概念上は、全体の中の異なる外観を区別することができますが、これらのどれ一つとして、機能的に全体と切り離すことはできません。

通常、器官や他の解剖学的構造物は、実際のところ組織だった統合された関係にあります。すべての統合された関係は複数の相互の結びつきから構成されており、それぞれの結びつきが互いに補い合う欠かすことのできない存在です。部品と呼ぼうとしているものは、統合された結びつきであるだけでなく、組織化された統一体なのです。

心臓と脳のような統合された関係は、他の関係と比べて、全体の生存という点でより重要です。しかしながら、身体は部品から構成されているのではないので、統一体そのものよりも、全体の構造や組織化より重要なものは何もないのです。身体は単純化できない複雑なもので、前もって形作られた部品から寄せ集めて急ごしらえされるものではないので、全体の中のそれぞれの細部は、統一体の統合された縫い目のない組織の表現物なのです。例えば、人体におけるすべての骨の形は、それぞれにおいて独自の形を持ち、唯一無二の表現をしていると言えます。

すべての生きている組織は、自己による組織形成を行っており、その中でも我々人間は最も高度な適応性を持つ生き物です。生物が繰り返し生き続けていけるのは、それらが一貫して、常に変化している環境に応じて、限界の形成や再形成が進行しているからです。生きている存在は、頻発する内的・外的変化に直面して、この素晴らしい偉業を成し遂げることができるのです。なぜなら、その指令や組織が自続的かつ自給自足的だからです。生物は構成要素が急速に取って代わる噴水のようなもので、その一方で、形態のバリエーションは時を越えて同じであり続けるのです。しかしながら、外力によって形態が維持される噴水とは異なり、生物は形態を維持したり、環境に適応させたりする、本来の力を持っているのです。常に変化している環境のなかで、身体の形態を維持し、適応し、進化させることは、生きることの意味の一部分といえます。私たちの身体がどのくらい上手くこれらのことを行うか、健康のレベル・幸福・幸福感・自由を決定する上での重要なことの一部なのです。

これらの特徴は、高度に適応可能な柔軟な身体を生み出します。もし、自動車事故で人間が怪我をしたら、身体はこの時点での怪我のパターンに関する、代償パターンを発達させます。自動車事故は身体の一部としての部品に問題を起こしただけでなく、身体全体の構成や機能と重力に対する身体の関係に影響を及ぼし、その結果、怪我による負担の全体的パターンを生み出します。

怪我の根本的パターンは、しばしば以前の怪我や姿勢の不均衡が根底にあります。重力との関連で生じる代償パターンに加えて、これらの不均衡や怪我のパターンは、体中の至る所で本来の柔軟性や適応性の複雑な喪失につながります。日常生活で身体が重力と闘っている中で、徐々に動作、柔軟性、適応性のさらなる喪失が現れ始めるでしょう。緊張や代償のこうした複雑なパターンからリリースされなければ、そしておそらくもっと重要なこととしては、適切な順序でリリースされなければ、元の怪我した部位あるいは機能不全を起こした他のあらゆる部分をリリースするために考えられた治療に、身体は適切に反応することはできないでしょう。機能不全を起こした部品の集まりとして身体を治療したり、症状に応じて個別の部位をリリースしたりすることは、セラピストの治療方法としては最も一般的です。この方法論は、"矯正的アプローチ（corrective approach）"と呼ぶことができます。それは確かに治療というフィールドにおいては存在するものでありますが、通常は、こうした局所的機能不全すべてが表している、相互に関連しあった生命体全体の理解を要求される、"ホリスティック・アプローチ（holistic approach）"よりも効果的ではありません。

人体における、相互の関連や単純化できない複雑さに驚かされ、継ぎ目のない簡素さに同様に驚愕させられます。統一され、組織的で、相互に関連する我々の身体と、人が怪我や介入にどのように反応するかを理解すればするほど、私たちの治療結果は向上するものです。このことは、統一された生命体への理解度やそれを感じるための能力を増していかなければならないことを意味しています。また、施した手技の効果が長時間にわたって持続することを望むのであれば、理解度を増さなければならず、そのため矯正としてよりもむしろホリスティックに治療に従事することになるでしょう。身体の治療に対する"ホリスティック・アプローチ"は症状を正しく治すことだけでなく、治療を受けた人を全体的に向上させることを目的としています。効果的なホリスティック治療は、臨床家が患者全体について知覚できるだけでなく、局所の手技の効果がどのように全身に影響を及ぼしているのかを追いかけることのできる能力を必要としています。

したがって、ある意味において、たとえ本書が脊柱の手技に関するものであっても、それは全身に関してのものでもあるべきなのです。しかしながら、このような目標はテクニックのマニュアルとしては、あまりにも広範すぎます。本書が効果的に活用されるために、矯正的アプローチの視点から治療的介入について説明してきました。しかし残念ながら、矯正的アプローチは患者を症状の集まりとして理解する傾向にあり、それはほとんどいつも、あまりにも近視眼的なのです。機能不全の局所部分が、あまりにも多く緊張の全体的パターンに関係し、より一層その状態を維持しているので、ホリスティックに症状をとらえるにはこれらの身体全体の結びつきについての理解を必要とします。それこそが、私がホリスティックな見方に言及している理由であり、限られた範囲での取り組みではありますが、身体の他の部位に触れてきた理由でもあるのです。すべてのセラピストのように、あなたも施した脊柱への手技の結果として、長時間にわたるリリースを患者に経験してもらいたいと思っていることでしょう。こうした余談は、深刻な機能不全を抱えたまま患者の身体の不調の一因となっている、代償や固まっている関節を理解し治療する手助けとなるでしょう。しかし、明らかにそうした機能不全のすべての代償や固まっている関節を、この話で理解し、治療できるわけではありません。

治療における矯正的アプローチに伴う根本的な難しさは、ホリスティックなアプローチに関する、より詳細な議論によってしか解決できません。このような議論は、身体が部品から構成される複雑な機械的なものであるという理解の元に矯正的アプローチを行っていることを明白にしてしまうことになります。その議論はまた、適切な哲学とホリスティックな医学システムのための生物学的基礎を形成する、生命全体の科学について明確に述べなければならないでしょう。さらにそれは、脊柱だけでなく、体全体を理解し治療することを含んでいるのです。このように、我々は頭蓋骨、四肢、器官、体腔嚢、多くのエネルギー面、神経系・

心理的機能不全などの治療方法を追い求めていかなければならないでしょう。

我々がすべての知識を持ち、全身のこれらすべての面における治療を効果的に行えるという仮定ですら、まだ十分とは言えません。関連する情報を身体を評価して集め、患者の全身が我々の治療にどのように適応していくかを考慮に入れた治療方法の優先順位を付けるには、どのような基本的なものをセラピスト自身が持っているかを知る必要があるのでしょうか？　治療において以下の３つの基礎となる質問にどのように答えるかは重要なことです。まず始めに何をするのか？　次に何をするのか？　いつ終わりにするのか？

患者の機能障害の種類やレベルを完全に評価したのち、すでに決定された形式主義的な治療プログラムに単純に従ったり、症状に応じて問題に取り組んだりする以外の、何かに基づいた治療方針を練るための方法が必要なのです。治療レシピに従って患者を治療することは、ホリスティックなセラピストになるための入門として学ぶには有効な手段なのですが、多くの患者にとっては、完全に適した方法ではなく、我々がセラピストとして成熟していくためにも適切なものではありません。個々の患者に合わせて治療する方法を学ぶために、形式主義的治療プログラムの恩恵なしに、我々は原則に則った臨床的意思決定の過程に携わる方法もまた知っておかねばならないのです。したがって、ホリスティックな治療の完全な議論は、治療による介入といった原則に、原則とは何であるのか、原則と方法がいかに違うのか、原則が形式主義的治療方法においていかに機能するのか、こうした原則というものが正確には何であるのか、といった長い時間を要する以下の調査・研究を加えることが必要とされるのです。

これらの重要な話のすべては、この軟部組織のテクニックに関するマニュアルの範囲を明らかに超えたものです。しかしながら、これらに言及することは全身治療に関する全体像の説明を行うことであり、これらの議論をすることは、我々セラピストに一体どこまで学ばねばならないのかを気付かせ、謙虚な気持ちを持ち続けさせてくれるのです。

我々はなにから始めないといけないのか、また、本書はそれを始めるための道しるべなので、もっと扱いやすい作業に戻ることにしましょう。本章は私がわざわざ最後に残しておいた細かい部分の説明に充てられています。それらを理解することは、脊柱への手技の実力をさらに高める一助となるでしょう。これらの詳細な説明の中には、適応性の問題に関するものもあります。この議論の中で、患者の身体を準備させるテクニックと呼ぶのにふさわしいものを学ぶことができるでしょう。しかし、それとは別に脊柱の弯曲に取り組むために、いくつかの簡易的な方法も紹介したいと思います。第３章の終わりに、いわゆるタイプⅠ（側屈と回旋の方向が異なる）グループのカーブを紹介した際、弯曲についてかいつまんでお話ししたことを覚えているかもしれません。まず、適応性の問題について見ていきます。それから脊柱の弯曲について簡単に紹介していきます。

適応性

上記の部分で提案したように、形式主義的治療プログラム、もしくは症状に応じた治療に頼らない治療方法を編み出すことは、治療という介入の原則に基づいた、臨床的意思決定の過程を要求します。私は同僚であり、友人でもある Jan Sultan との共同研究で、原則に則った意思決定の過程を編み出しました。その原則のうちの一つは、“適応性の原則”と呼ばれるものです。この原則の背後にある論理的根拠を、本書の至る所で繰り返し述べてきました。その背後にある考えは、簡単かつ非常に明確なものです。患者の身体が、セラピストの治療に適応できない、あるいは受け入れることができないのであれば、患者の身体は元の機能不全の状態に戻ってしまうか、施した手技が身体の他の部位に負担を強いることになる、のいずれかか、あるいはその両方を引き起こしてしまうということです。これは、症状に応じた治療により非常によく起こる招かれざる結果です。しかし、十分な経験をもったホリスティックなセラピストは、彼らの手技の効果に患者の身体が適応する準備が不十分である時、一体何が起こるのかを理解しています。患者は治療後すぐに痛みが再発したり、痛みがより悪化したこと、他の部位に痛みが広がったことなどを訴えます。もちろん、どうしてこのようなことが起きるのか、別の説明もあるでしょうが、患者の身体が準備できていなかったことが、間違いなく最も一般的な理由の一つなのです。

治療に対して適応できるように患者の身体を準備させるテクニックは、身体が手技に対して確実に適応できるように、椎間の制限をリリースする前に、椎体の周辺の適切な組織を単に緩めることとは限りません。時には、心理的問題が治療を邪魔することもあります。性的、肉体的虐待を受けてきた患者を治療する際には、決して珍しいことではありません。これらの患者の中には、骨盤や腰部への手技を施そうとすると、いつでも、無意識に抵抗してしまう人もいます。こうした不幸な患者が治療に適応できないのは、身体に起こる変化を受け入れようとして、生じるかもしれない記憶や感情をコントロールするための心理的準備が整っていないからなのです。

治療におけるもう一つの大変重要な原則は、“サポートの原則”です。それは実際のところ、適応性の原則をより特化したものであり、Ida Rolf 博士の先駆的な研究から生まれたものです。重力下において変化をサポートする身体部位を先にアプローチすべきであることを、この原則は示しています。もう一度言いますが、この原則の背景にある論理的根拠は、簡単かつ明快です。患者の身体が、治療によって引き起こされた変化をサポートできなければ、元の機能不全の状態に逆戻りするか、他のどこかに負担を強いることになるでしょうし、あるいはその両方が起きるでしょう。例えば、骨盤や腰部の領域で、多くの関節をリリースしようと決め、骨盤や他の部位を正しくサポートするために、患者の両脚が、適切な位置に置かれなければ、治療の結果を保つための患者の能力には限界が訪れるでしょう。

セラピストが行った評価で、患者が治療に対する適応も支持もできないことが明らかになったら、どのように治療を行っていくのかを想像してください。患者の特異的な適応性とサポートのすべてに取り組む治療方法を生み出さなければいけないでしょう。このような状況において、通常は最も重要な適応性の問題に取り組むことから始めて、最後にサポートに関する問題点にアプローチするのが最善でしょう。この特定のアプローチのための理由は、"足部や脚部上の治療により身体を通じて上方にリリースされる傾向がある"という観察に基づいています。患者の身体が、足部や脚部上の治療から生じる、上方に向かうリリースの波に適応できないのであれば、施された手技はほとんど例外なく、患者の胸部・頚・頭に何らかのひどい問題を引き起こす可能性があります。こうした適応性やサポートに関する問題が解決できた後でのみ、骨盤部分の筋筋膜や関節のリリースを始めるべきなのです。

おそらく気付いているかと思いますが、他の治療に関する原則やこのホリスティックな意思決定の過程で重要な、構造的・機能的・活動的側面の評価方法も存在します。しかし、私がサポートと適応性の原則についてのみ言及しているのは、この原則がはっきりしたものであり、原則に則った意思決定がどのように機能するのか、またホリスティックな治療家が原則に従ってどのような治療を行うのかといったことについて、イメージを沸かせやすく、理解してもらうヒントになると考えたからです。

本章では、部分の適応性の問題に議論を限定することになるでしょう。身体の構造的・機能的・情緒的・活動的方向性の本質を証明する、より全体的な代償や負担のパターンを論じるには、治療原則の徹底した議論と同様に、これらの全体的パターンの評価方法に関する別のもう１冊が必要になるでしょう。物事を簡潔に保つために、本書でここまで論じてきた"固くまっている関節をリリースすること"に直接的に関連した、身体の局所のみを論じることになるでしょう。

準備すること

この項では、一般的に固まっている関節と関係がある多くの筋筋膜と、靭帯の機能障害を起こす部分について説明していきます。まず特定の固まった関節に取り組む前に、これらに関連した軟部組織をリリースすることを考えるべきです。固まった関節をリリースした後に、軟部組織をリリースすることもできるのですが、最初に適切な軟部組織をリリースするほうが、通常、施術者と患者にとってより簡単な道です。前述した通り、本書で論じたすべてのテクニックは、固まっている関節に関連した軟部組織の制限をリリースしなくても、十分に効果を発揮するでしょう。しかし、筋筋膜と靱帯の制限を最初にリリースしたほうがさらに効果的なのです。この順番は、徹底されなければいけないわけではありませんが、絶対に見落としてはいけない最も重要な部分も含んでいます。

ただし、私はここでこれらの部分をリリースするために使うテクニックに関して、多くの議論を割くことはしません。なぜなら、望ましい結果を得るための多くの方法があり、本書のほとんどの読者はそうした方法をすでに知っているからです。加えて、アメリカとヨーロッパでは、身体の専門家に対して、すぐに役立つ軟部組織テクニックに関する授業やワークショップがたくさんあります。

推奨したい最も重要なものは、患者に不必要な痛みを引き起こすことのない、軟部組織の制限をリリースするための方法を見つけることです。人間の身体の治療は、多ければ多い程よいとは限りません。あまりにも多くの軟部組織の専門家が身体に強すぎる圧を加える方法を用いており、強引に組織に圧をかけてしまうのです。肘やこぶしでのこの強引な方法は、不必要な痛みや組織の損傷を引き起こすだけでなく、治療における垂直向性の効果を感じる能力を妨げるのです。“痛みなくして得るものなし（no pain, no gain）”という哲学を応用するのは最も効果的なアプローチではなく、しばしば虐待になる可能性すらあります。筋筋膜や靱帯をリリースする時に、本書から学んできたことを使ってみてください。そして組織の中に無理矢理入り込もうとしないようにしてください。患者の身体が、何を欲しているか、どのようにリリースして欲しいかを教えてくれるようにするのです。身体がリリースして欲しい方法を尊重し、身体そのものの本来の命令に対応する方法を見つけたら、強い圧を与えることができます。その際には不必要な痛みを引き起こすのではないかという心配をする必要はありません。組織の中へと沈めていき、ダンスを待つのです。それをすれば、患者は多大な満足を得るでしょうし、結果もより良いものになるでしょう。

ロルフィングを創った人物であり、創始者でもあるRolf博士は、腰背部の筋肉組織をリリースするために時として有効な、ショットガン・テクニックを教えましたが、その方法はまた危険もはらんでいます。このテクニックは、多くの他の身体の専門家の間で大人気を得てきましたが、私はそれをいつ使い、いつ使ってはいけないかをしっかりと把握しておいて欲しいのです。

このテクニックは以下の方法で行います。患者を座らせ、脊椎溝と横突起をお

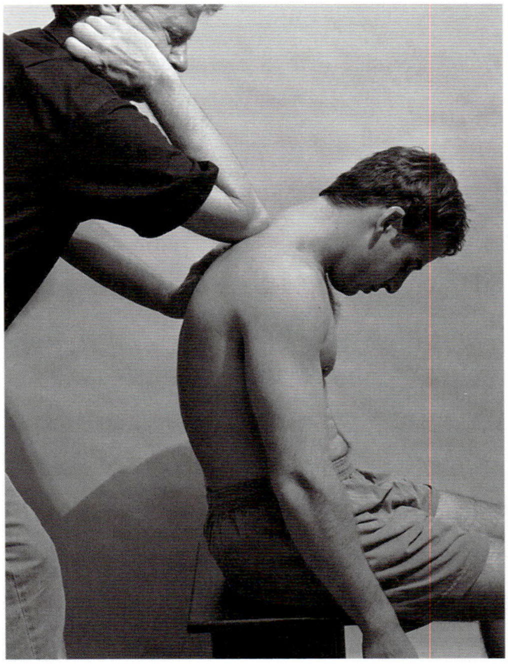
図 10.1

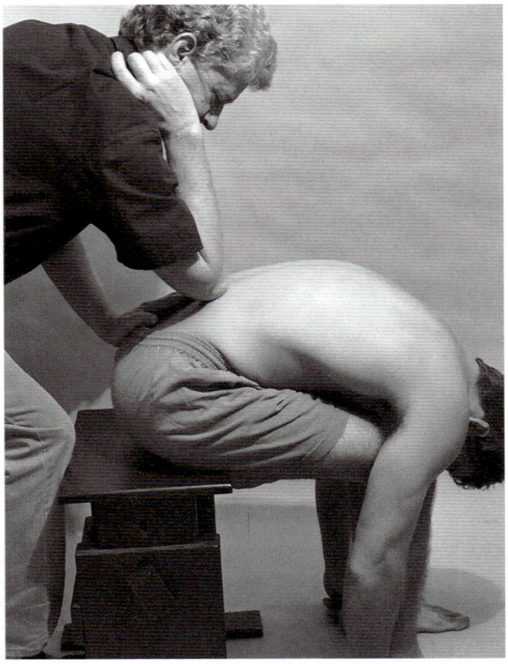
図 10.2

おって頚胸椎接合部近くの右上背部に施術者の右肘を置きます。肘の先端を使うのではなく、肘頭のすぐ上方のより平らな面を使います。この手技は体重をかけることで、肘が組織に沈んでいくようにします。患者にゆっくりと前屈させます（**図 10.1**）。患者の前屈に従って、圧を上げていきながら、組織がリリースされる速度に遅れないくらいのスピードで、肘を背部に滑り下ろしていくようにします。確実に肘を仙腸関節周囲の組織まで最後まで滑り下ろします（**図 10.2**）。患者を立たせて、反対の左側にも同様の過程を繰り返します。患者の左右の背部で、数回肘を下ろしていくことができます。当然のことながら、閉じて固定された椎間をリリースすることすらあるかもしれません。

しかし、お気付きのように、このテクニックは開いて固まっている椎間関節には何の効果もないでしょう。

このショットガン・アプローチは、腰背部の筋肉組織をリリースするために大変有効なテクニックです。しかし、使用する際には注意が必要です。重度の腰背部痛、退行性の関節疾患、椎間板の問題を抱えている患者の場合、このテクニックを用いてはいけません。なぜなら、患者の背部痛を極端に悪化させる可能性があるからです。患者が椎間板の問題を抱えていたら、椎間板の問題をよりひどくさせることすらあるかもしれません。仙腸、腸仙あるいは腰椎の椎間をリリースする時はいつも、ハムストリング、殿筋、骨盤回旋筋、内転筋、方形回内筋、腰筋、

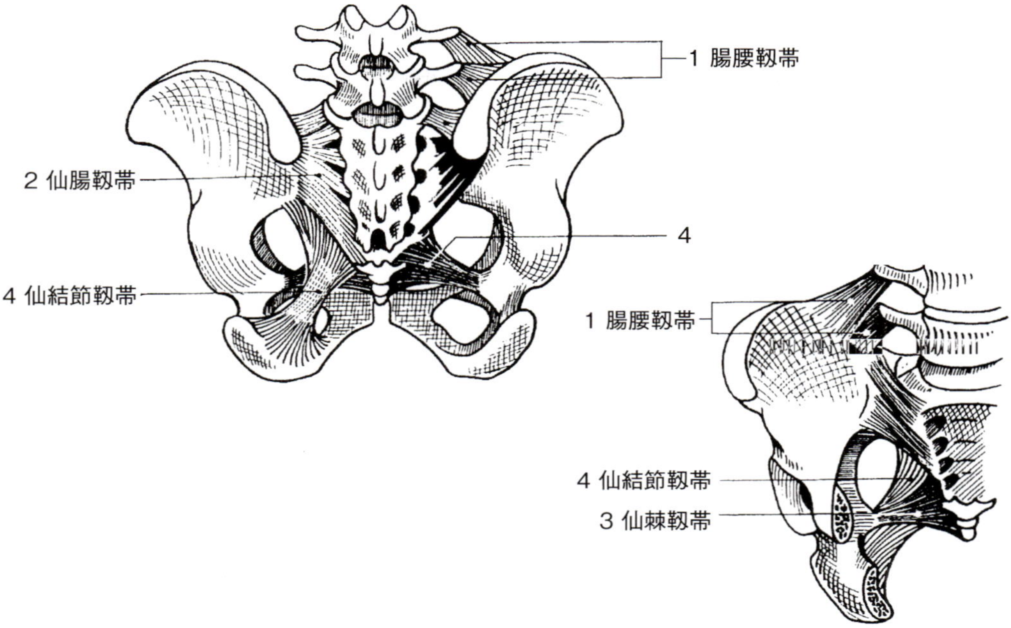

図 10.3

腰椎と胸腰椎部の筋筋膜、骨盤の靱帯をチェックします。緊張や硬結または左右の不均衡が見つかった場合、そうした個所を正常な状態にします。**図 10.3** はこの箇所周辺の複雑な靱帯構造を示しています。仙骨をリリースした時、仙結節靱帯（4）、仙棘靱帯（3）、仙腸靱帯（2）、梨状筋（**図 10.4**）に特別注意を払うことを忘れてはいけません。仙骨と L5、L4 をリリースする時は、腸腰靱帯（1）を忘れずにチェックします。

患者が坐骨神経痛を訴えていたら、L4、L5、仙骨、１～５の靱帯、それからとりわけ梨状筋の評価をしっかりと行ってください。L4、L5 レベルで坐骨神経の圧迫をリリースするだけでは通常十分なものとは言えません。なぜなら、L5、仙骨、靱帯、骨盤回旋筋、特に梨状筋がしばしば問題の一部だからです。**図 10.4** のイラストは、坐骨神経が梨状筋の間を縫うように走っている可能性がある４つの異なる方向と、人口におけるそれぞれの占める割合を示しています。神経根の圧迫が緩和されたのち、機能不全を起こしている梨状筋によって、坐骨神経痛が長く引き起こされてしまう可能性がある理由をはっきりと示しています。したがって、仙骨をリリースする時、あるいは坐骨神経痛を対処する時は、必ず梨状筋をチェックする必要があるのです。

ハムストリングは、ほとんど例外なく、腰椎と骨盤の領域で、関節が固まった部位の緊張状態の維持に関わっています。ハムストリングをリリースすることで、

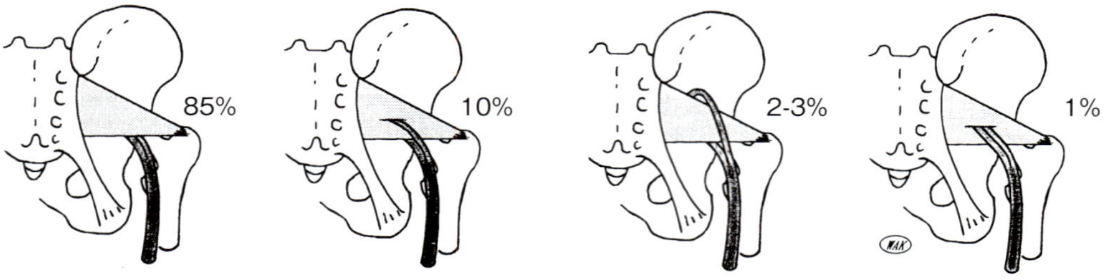

坐骨神経が梨状筋の間を走行するパターン（％は人口に占める割合）

図 10.4

逆回旋して元に戻る仙骨を何度も何度もいやと言うほど見てきました。腰椎の側屈を見る時、脊柱が側屈している側で腰筋と腰方形筋が硬く短縮している状態がほぼ確実に見られるでしょう。腰椎をテントの柱、腰筋を張り綱とみなしてみましょう。すべての腰部椎体に腰筋は付着しており、もしこの張り綱の一本を他の張り綱よりも強く引っ張ったとしたら、脊柱の均衡を失わせるのは確実です。たとえ L4 と L5 が同側に側屈・回旋している、典型的な機能障害パターンを見つけたしても、L4 と L5 が側屈している側の腰筋と腰方形筋を治療するべきです。

内転筋とそのうち特に骨盤枝に付着している部分にも注意を向けるべきです。機能不全を起こして短縮している内転筋を治療することは、仙椎と腰椎をリリースするのに大変貢献するでしょう。内転筋と腰筋はこの付近で密接に結びついているので、もし内転筋をリリースするのであれば、腰筋も併せてリリースするべきです。それから、腰椎と胸腰椎部の筋筋膜をリリースしてください。そうすることで、この部位の完全なリリースが可能になります。腰痛の既往歴がある患者の胸腰椎部における筋筋膜緊張や硬結を発見することはよくあることです。

たとえ、すべての患部に関連した組織の準備が十分であったとしても、かつ固まっている仙椎、腰椎、骨盤を素晴らしい治療でリリースしたとしても、患者は時として仙骨の中央部あるいは仙腸関節や ILA（仙骨尖外方角）の周囲が、「まだ少し痛い」とか「張っている」と言うものです。もしそのように言われたら、関連した筋筋膜や靱帯をどのようにリリースするかを、より精査して行う必要があります。

患者を治療台に座らせ、楽に前屈が行える最大限のところまで前屈させます。両方のこぶしを使って、右側の腰仙椎接合部付近に 10 ～ 15 キロ程度の圧をかけます。こぶしを組織の中に沈ませ、反応が起こるのを待ってください（**図 10.5**）。組織が緩み始めるのを感じたら、右仙腸関節に沿って、仙腸関節の内側に置いた左こぶしと、外側に置いた右こぶしを下方に滑らせるのです。この部位を組織が

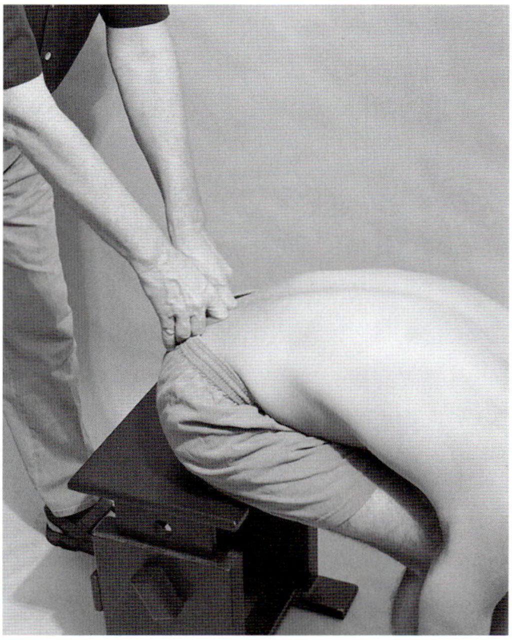

図 10.5

リリースされるのに合わせて（応じて）滑らせ、逆側も同様に行います。患者が仙骨中央部のなかなか消えない痛みを訴えているなら、両方のこぶしを近づけて置き、同じ圧を腰仙椎接合部からかけ始め、組織の中にこぶしを沈めていき、緩んでくるのを待ちます。それから仙骨椎体に沿って下方に滑らせていきます。

このテクニックは、患者にはいくぶん刺激が強い可能性があり、痛みを感じるかもしれませんが、この最後にわずかに残った緊張をリリースするのに非常に効果的です。患者が我慢できる程度でこのテクニックを２回行ってみてください。そうすれば患者は即座にリリースされたことを感じるはずです。

脊柱のどちらかの端で固まった関節がリリースされる時はいつでも、反対の端にも確実に取り組み、みつけた固まっている椎間関節はすべてリリースしてください。腰椎の変化は、頚椎の変化を生み出すことができますし、反対に頚椎の変化が腰椎の変化を生み出すこともできます。したがって、患者を家に帰す前に、固まっていた脊柱の両端が十分リリースされている状態にすることは大切なことです。

頚の椎間制限をリリースする前に、背部、頚、環椎上の後頭骨周囲の組織の両側にある筋肉や筋膜を緩めたり、リリースしたりするために、知っているどんなテクニックでも使ってください。**図 10.6** は、頚部に対する有効なショットガン・テクニックなのです。

まず、患者の頭部を持ち上げ、後頭部をセラピストの右手の母指と示指の間の部分に置くように位置します。左手の示指と中指（あるいはそのどちらか）で圧をかけ、環椎周囲の左脊椎溝の組織に沈めていきます。組織が緩むのを感じたら、T1 と T2 のあたりに右手の指を下方に滑らせていきます。反対の手を使って、同じ方法で右頚椎の脊椎溝を治療します。後方の筋筋膜をリリースするのに加えて、このテクニックはしばしば、軽度の閉じた状態で固まっている椎間関節のリリースにも有効なことがあります。もちろん、このテクニックは開いた状態で固まっている椎間関節をリリースすることはできないでしょうが、軟部組織と伸展制限のリリースにおいて２つの役割を果たしているので、時間と労力を省いてく

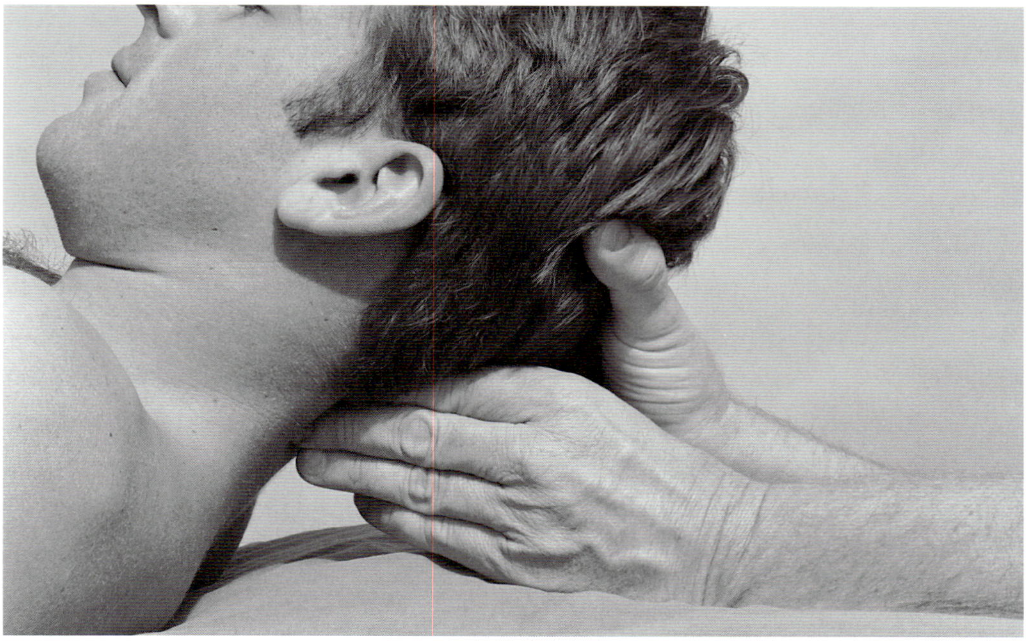

図 10.6

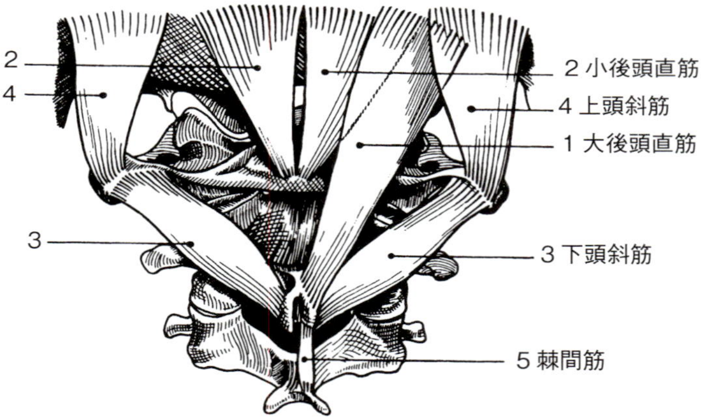

図 10.7

れます。

頚部の治療を行う時はいつでも、後頭下の筋肉に必ず注意しなければいけません。この部位周辺は、ほとんど例外なく、頚における機能不全のパターンを含んでいるのです。**図 10.7** ではこれらの後頭下の筋肉のすべてが、下頭斜筋（3）と棘突起間の筋肉以外、後頭骨底部に付着しています。

大後頭直筋（1）は C2 の棘突起と後頭骨に付着しており、小後頭直筋（2）は C1 と後頭骨に付着し、上頭斜筋（4）は C1 の横突起と後頭骨に付着し、下頭斜筋（3）は C2 と C1 の横突起に付着しています。

新しい解剖方法の開発により、後頭下の筋肉から、脳を取り囲んでいる硬膜に伸びている、以前は知られていなかった筋肉や靱帯の複合体の存在が明らかになりました。この新しく理解された各部位の繋がりと頭蓋硬膜を一緒に考えた場合、椎間制限やストレスに反応して、後頭下の筋肉が硬く短縮する時、なぜこれらの筋肉が、頚痛やとてもひどい頭痛における真の痛みの源となりうるのかが理解できるかと思います。したがって、治療を終える前に、この完全なる領域は確実に緩んでくつろいだ状態にしておいてください。

肋骨をリリースする前に、背部の筋肉組織と胸郭の前方と両側の組織、特に胸骨の周囲や肋軟骨と胸軟骨の接合部を楽にすることは非常に有効です。肋間筋の中でもとりわけ治療しようとしている固定された肋骨の上下に特に注意を払い、確実にそれらが和らぐようにしなさい。第９章で述べたように、菱形筋は常に肋骨の制限に関係していますが、肩甲挙筋と上後鋸筋にも注意を払うべきです。

弯曲

人体における弯曲の治療を行うことは、非常に複雑です。弯曲は人体に本来備わっているものであり、その形は非対称性です。徒手や動作治療を教える学校の多くは、すべての身体の弯曲や非対称を機能不全と考え、こうしたパターンを治療し変えていくことに全力を注いでいるのです。これらの学校の多くは、患者の身体の不具合を評価するための比較対照として、標準を表すために用いる“理想的な身体”という概念に固執しています。理想的な身体論を表現するよい例であり、機能不全の評価におけるその使い方は、Kendall と McCreary によって述べられています。**図 10.8** に描かれているように、理想的な身体は、身体の重心を通って測鉛線を下すことで定義されています（例として、第１あるいは第２仙骨部分のわずかに前方を通る）。もし、他の部分の重心が、測鉛線上にあれば、姿勢は適切に整えられていると考えられます。この観点によれば、重力線は耳垂の中央、肩峰の中央、大転子、膝関節の軸のわずか前方、外果のわずか前方を通るべきであると考えられています。理想的な身体について

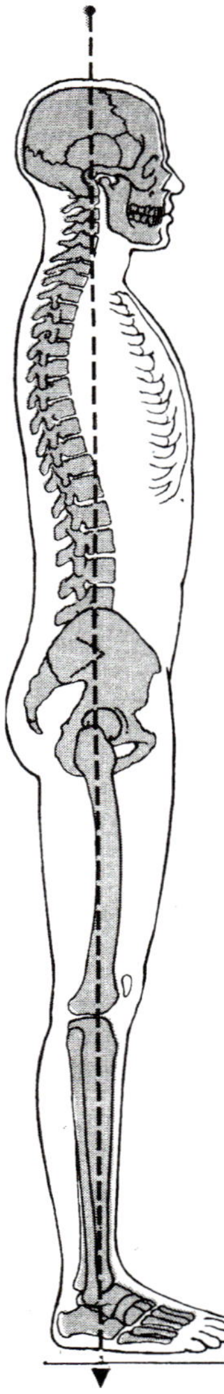

図 10.8

のこの概念は、しばしば不適切な評価を行い、外面的な理想にいかに上手く達するかという立場から患者を治療している、多くの専門家に影響を与えてきました。あいにく、人間の身体は全身を通じて同じ密度でできており、この概念は根拠のない仮定に基づいているのです。それは正しくないので、ブロックを一列に並べるような方法で整列させることはできないのです。

Rolf博士やKendallとMcCrearなどの他の多くの理論家は、"身体がこの理想に近づけば近づくほど、身体はより良く機能する"と仮定しています。この見方はある意味正しいのですが、すべての患者に無差別に適応させると、機能不全を起こす可能性があります。いくつかの例を考えてみましょう。妊婦あるいは大きな太鼓腹の過体重の患者は、重力線の周りでバランスをとろうとしたら、最もおかしな方法でバランスを整えていることになるでしょう。小児麻痺のような上位ニューロンの問題を抱えた患者を考えてみましょう。このような患者の多くは、この理想的なバランスに基づき、身体の頂点に頭が来るようにしようとしても、しばしば四肢に対しての筋トーン（筋の張り）を過剰に増加させてしまい、動作の非機能的反射パターンの増加を引き起こしたり、それによって身体をコントロールできなくなる可能性があります。

我々は、患者の身体は"良い姿勢"というこの外面的な理想に達していないために、患者に機能障害が引き起こされていると自動的に仮定するべきではありません。なぜなら、身体の弯曲や非対称を完全に取り除こうとするいかなる試みも、全く不可能なことだからです。このような不可能な目標を実現することができるのであれば、おそらくひどい困難や痛みを、この善意の治療を受けた可哀そうな患者に引き起こすことになるでしょう。

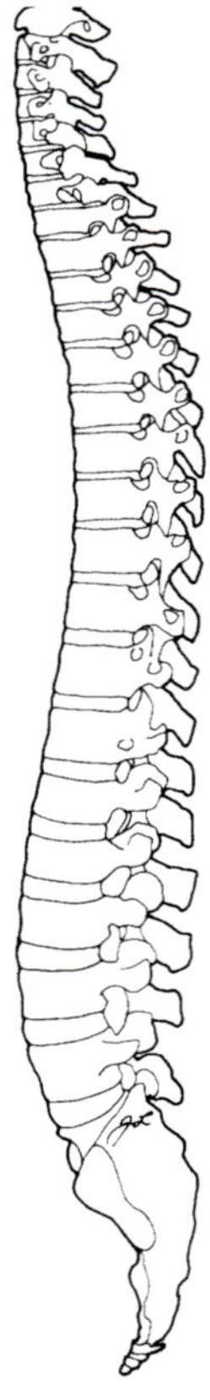
図 10.9

想像がつくように、すべての身体が達するべき基準があると信じている多くの理論家は、理想的な脊柱の存在についても信じているのです。図 10.9 は、この理想的な脊柱がどのようなものかという Rolf博士の見解を示しています。しかし、彼女の見解と実際に存在しているものを比較した時、まったくの相違があることに気付きます。与えられたいかなる脊柱の形態も弯曲も、形態学上のその人独特の表現であり、完全な全身の機能を持っているのです。複数の患者間で、脊柱の

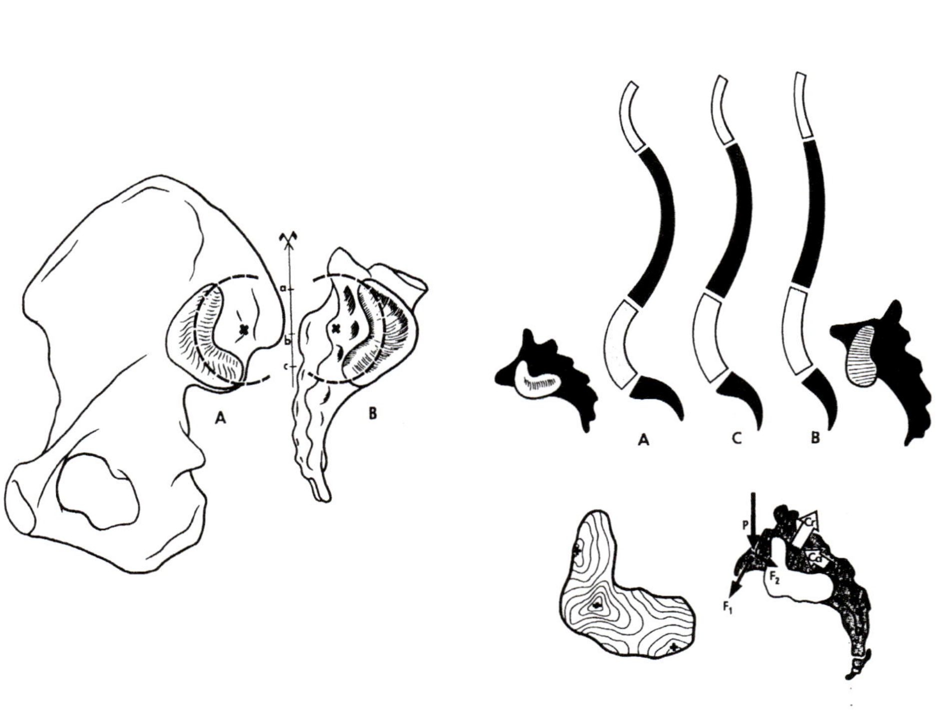

図 10.10

大きな違いに注意深く目を向けると、理想的な脊柱の形に合わせようと治療するいかなる試みも、不可能な目標であることに気付くでしょう。

図 10.10 を覚えているでしょうか？　第７章で寛骨と仙骨の関節面の形について論じた際のものです。この図は関節面と仙骨の形の関係をはっきりと示しています。**図 10.10** で、脊柱Ａの仙骨を脊柱Ｂのような位置に治療でもっていくのが不可能なことは、あまりにも明白です。その形故に、仙骨の位置を変える方法はありません。なぜなら、関節面の形が決してそれを許さないからです。思い出して下さい。いかなる与えられた骨の形も、完全な身体のそれぞれ個人の特異的な形態学上の表現なのです。仙骨をこの理想的な位置にもっていくことができなければ、脊柱をその位置にもっていくことも決してできないでしょう。これまでに、一見すると理想的な脊柱に見えても、機能障害に陥っている脊柱や、脊柱Ａのようでも、非常に機能的な脊柱を見てきました。したがって、患者の脊柱や身体が理想に達していないという理由だけで、身体が機能不全であり、治療が必要であるという結論を機械的に出すことはできません。実際、多くの場合、患者の身体を理想に合わせようとする試みは、効果がないか悪化するかのいずれかで、実際のところ、さらなる機能不全を生み出します。

あらゆる専門分野の身体の専門家は、患者の身体と理想的身体とを比較することで、患者を評価することを教わってきています。あまりにも頻繁に、輪郭、位置、弯曲、非対称性だけが、身体的機能不全や障害の指標として用いられています。これらの理想的身体状態に対して、患者を評価することの限界をいったん乗り越えてしまえば、あらゆる身体に現れる、普通ではない輪郭や位置、弯曲や非対称性が全く異なって見えるようになるでしょう。これらの変わったパターンはすべて、その患者特有の制限やそれぞれの身体やそのタイプの可能性の視点から評価されなければなりません。個人の理想的な身体や位置関係の概念を拒絶することは、患者の身体を評価する能力を損なうことにはなりません。様々なタイプの身体に現れる、非対称性の共通パターンや、個々の患者に特有の非対称性と同様に、すべての身体のタイプに現れる、認知可能な機能不全のパターンがあります。これらのパターンの中には、機能不全と関係のあるものもあれば、そうでないものもあります。構造的・機能的・エネルギー的に固定化に関係したパターンが、個々の必要性に応じて適切に治療された時、全体の機能は回復し、さらに高められることができるのです。

したがって、正常でない位置に置かれた部分や弯曲、非対称を見つけた時、何をするでしょうか？　私の提案は、正常ではない位置に置かれた部分あるいは弯曲を、結論として見るのではなく、単に身体の機能不全あるいは障害の可能性がある、手がかりにすぎないものとして、診ることです。したがって、まず固まっている組織の形態（筋筋膜・関節・活動性など）の中での機能の喪失を探すことです。なんらかのレベルでの組織において固まっている関節や非対称性、弯曲がない限り、臨床的意義すらないかもしれません。非対称、正常でない位置に置かれた部分、弯曲、奇妙な輪郭は、必ずしも治療を必要とはしません。それらが注意や治療を必要とするのは、通常以下のいずれかの条件のもとです。

- それらが単独あるいは複数の固まっている関節を伴う時（構造的・機能的あるいは活動のレベルにおいて）
- それらが機能障害あるいは固まっている関節の一因となる時
- それらを治療することが明らかに全体の機能を高めるであろう時

したがって、我々の仕事は、個々の患者の独自性と全体としての組織化の方法を見失うことなく、常に機能不全の一般的なパターンを理解しようとすることです。個々の患者にとって、構造上の適切な位置は、適切な機能によって決定されるのです。もし、ある部分が正常でない位置にあるように思われても、正常に機能しているのであれば、あえてそこに手を加える必要はありません。これはすべての局所的、全体的な非対称性がある場合にも同様に言えることです。ある人の身体では機能障害かもしれない非対称も、別の人の身体では完全に機能的で正常であるかもしれないのです。適切な機能は、個々における制限の変化や無変化のパターンにおいて、可能であるものが何であるかを理解することによって決定されるのです。その結果、これらの制限は、その人が重力や取り巻く環境に対していかに上手に適応しているかという点から診られなければなりません。

では、正常とは一体何でしょう？　語源的に、“正常”とは、大工の定規のように規範・模範・手本に到達するという考えに根ざしているのです。この意味は、しばしば身体の理想主義と関係があります。しかし、“通常（Normal）”には“人や物の本来の性質に従って”という意味で“自然”を意味することがあります。我々が、「人は生まれながらの芸術家あるいはセラピストである」ということを述べる際に、この意味は重要になるのです。

“Normal”という言葉を使う時、“自然である”と“健康な人の本質の姿”という意味がありますが、私はこの２つ目の意味を“Normal”と考えています。“Normal”のこの概念は、範囲や意味の点で、規範、統計的平均、あるいは身体の外見的標準という考えとは、明らかにまったく異なっています。その目的が機械や他の生命を持たない製品を大量生産することにある時、テンプレートや標準値は理に叶っています。テンプレートや標準値は、クオリティーコントロールの開発という点では重要です。しかしながら、我々人間の身体は機械や製品ではないので、人体がなんらかの外見上の標準や統計的平均に達する時、すべての人体は最高の機能を発揮する、と主張することはあまり理に叶っていません。

私が用いる意味の“Normal”とは、人それぞれにとって適切であること、最適であることです。それぞれの人に与えられた固定、身体に生まれつき備わっている制限にとって、何が可能かを注意深くケースバイケースで調べることなしに決定することはできません。“Normal”は、我々が永久に達成することができる、静的な状態でもありません。生命体は、自己編成と自己統制をする統一体であり、継続して起きているバランスの維持や組織化、強化、生活の調和を保つための試みによって特徴づけられるのです。我々の世界や生活は常に流動的であり、肉体が深刻な固まった関節を抱え続けるかどうかに関わらず、我々は常により完全なる自分自身になろうと努力をしているのです。我々の限界の中には、時間的な縛りと、変化可能なものと、そうでないものがあります。現在において変えることのできないことでも、未来においては変えることができるかもしれません。ある人にとって変えることができることは、別の人にとってはできないかもしれません。正常とは、生活する中で繰り返し勝ち取る成果のことです。

セラピストは、常に３つの限界に直面します。セラピストとしてのあなた自身の限界、あなたが学んだ治療学の専門分野の限界、そして患者の限界です。これらの限界の中には乗り越えることができないものもあります。例えば、手技療法の多くの形態は、癌を治すことはできないでしょう。ですが、限界の多くは、乗り越えることができるのです。例えば、あなたは常にもっと多くのことを学ぶことができ、技術を向上させることができます。患者のしばしば深刻な限界と思われるようなことは、時間をかけることで変えることができますし、昨日変えられなかったことが、明日には変えられるかもしれません。したがって、我々が今日変えられること、未来において変えられること、決して変えることができないことを認識し、尊重することを学ばねばならないのです。もちろん、どうやってその違いを見分けるかということも同様です。セラピストとして、われわれの目標はなんらかの外的標準に達するように患者を仕向け、身体の理想や形式主義的な治療プログラムを患者に押し付けることではありません。彼らの前に存在する限界を見つけようとすることと、正しい順序で固まっている関節をリリースすることが目標なのです。正常というのは、理想の形態あるいは機能に達するということではなく、統一体の存在における自然な、あるいは本来あるべきことを明らかにするということが重要なのです。それゆえに、身体の治療は、形式主義的な治療プログラムによって患者にあらかじめ決めておいた標準を押し付ける行為ではなく、発見の過程が最高の実践であるべきなのです。

差し迫ったより実践的な問題に戻って、弯曲にどのように対処するのかを見てみましょう。前述したように、弯曲は複雑なものです。知っての通り、脊柱は前方や後方に多くのカーブを有しています。これらは腰椎前弯、胸椎後弯、頚椎前弯となっています。これらの前後のカーブが浅かったり、深かったりする可能性があり、人それぞれの構造に影響を受けます。

すべての弯曲を理解するには、身体全体の構造を理解することが必要です。これらの前後のカーブをどのように治療するかを論じるのではなく、むしろ矢状軸からかなり外方に逸脱している、タイプⅠ（側屈と回旋の方向が異なる）のカーブについてのみ述べていきます。**図 10.11** のイラストは、側屈と回旋が逆側でどのように対になっているかを示した、側弯症を描いた図です。脊柱においてカーブが移動し、反対方向に曲がる場所が４カ所あります。これらの典型的な移行部ポイントは、腰仙椎・胸腰椎・頚胸椎・環後頭接合部の４つです。これらの移行箇所のうち３つは、図中で示されています。ほぼ例外なく、こうした移行部は筋筋膜の緊張や硬結を起こす箇所であると言えます。多くの異なる種類の外方への逸脱した弯曲があり、２つと同じものはありません。しかし、どれも頭から足まで身体全体を通じて、複雑なひねりのパターンを持っており、また、様々な骨の形における特徴的変化を含んでいるのです。**図 10.12** は側弯症の方向と椎体の形への影響を示しています。例えば、関節面の形と脊柱管が、弯曲のねじれの力によってどのように変化させられているかに気付くでしょう。椎体の形と身体の他の部分の骨は、時として側弯症によって非常に制限を受け変化しているので、弯曲へのあなたの介入の能力はこれらの骨の変化によって、阻害されるでしょう。

側弯症は、あらゆるレベルで身体において、ねじれとらせん状になった弯曲です。単なる脊柱の弯曲ではありません。身体全体が弯曲にどのように関係しているかということに取り組むことなしに、脊柱を治療するためにいろいろ試みても、ほとんど例外なく効果はありません。重要かつ持続する変化を期待する前に、頭蓋骨・骨盤・四肢・肋骨が、あなたの施術によって、緊張が解かれた弯曲に適応できる状態にあるのかを確認しなければいけません。多くの場合、弯曲は片側の脚の方向に曲がりくねるので、その脚の代償性パターンをリリースすることで、時として弯曲を大きく変えることができます。

側弯症を治療することは、すべての代償性パターンも含めて全体を見渡せることができることと、全体の治療の効果を確認する能力を要求されます。これは大きな、複雑な作業です。側弯症は２次元の治療のアプローチには反応しない、多次元の形状です。もし、S字弯曲を真っ直ぐにする力で、脊柱に影響を及ぼすことだけができる（例えば、Harrington rodsが行う外科的にインプラントする方法）魔法の杖を持っていたら、回旋力を大きく変えることなしに、側屈を変えるでしょう。そして、その結果として、多くのらせんと代償性緊張パターンを身体全体の至る所に起こしてしまうでしょう。ホリスティックなアプローチは、側弯症の治療を行う上での最高の方法です。なぜなら、それは全体を診ての治療に基づいているからです。矯正的アプローチはほとんどいつも満足な結果を得ることができません。ホリスティックなアプローチは時として驚くべき結果を生み出すことがありますが。特に弯曲が顕著でない時や脚あるいは頭蓋骨に向けて弯曲がめざ

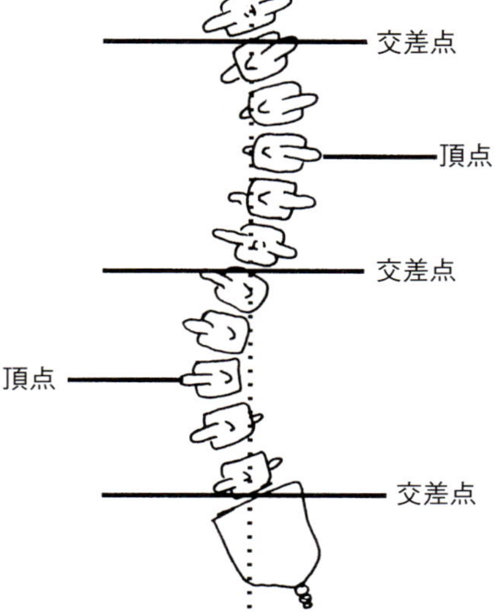

図 10.11

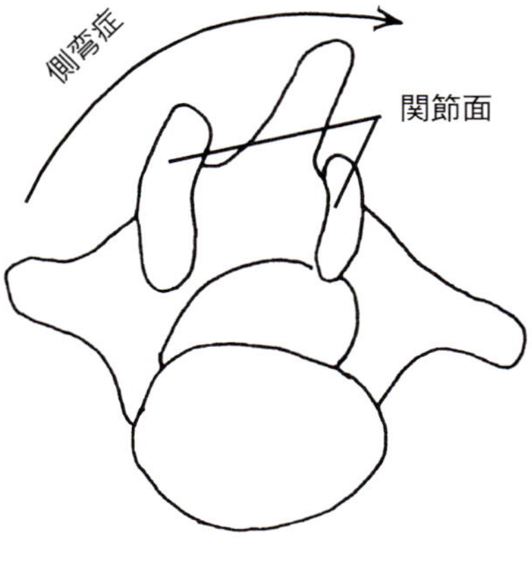

図 10.12

ましい回旋をしていない時はそうです。患者によっては、実際カーブが減少するのを確認するかもしれませんし、別のケースでは、大きな変化はみられないかもしれません。あなたがある程度望むことができることは、身体や脊柱の長さが伸びること、患者の身体の至る所で、より大きな自由と可動性が改善することです。身体や脊柱が伸びることは、側弯症に柔らかさと圧迫感のない外観を生み出します。

タイプIグループの側弯症のためのテクニック

タイプI（側屈と回旋の方向が異なる）の側弯症を治療するためのテクニックは、私の同僚であり、ロルフィングの上級指導者でもある、Jim Asherによって生み出されました。もし、下記のことをすべて覚えているのであれば、彼のアプローチは大変役に立つものとなるでしょう。あなたは身体全体に取り組むことなしに、きっとそのテクニックを行うことができます。その前に、脊柱の両端をそれぞれ自由に、楽にし、腸仙、仙腸、そしてすべての脊柱の椎間関節（環椎後頭関節を含む）と肋骨の制限をリリースした上で行ってください。これらのエリアを最初にリリースしたら、たとえ身体の他の部分に取り組まなくても、患者にとって害にならないだけでなく、驚くべき結果を見ることすらあるかもしれません。

側弯群の中には、判別しやすいものもあれば、非常に難しいものもあります。もし、脊柱がどちらの方向に側屈しているか確信がもてないのであれば、患者を立位あるいは座位にさせ、右に側屈させ、続いて左に側屈させてください。患者が左側よりも右側により簡単に側屈できたら、右側屈でカーブが明らかになり、その一方で、左側屈すると脊柱の弯曲は顕著なものではないことに気付くでしょう。また、右側屈では左側屈よりも椎体はより大きく回旋することに気付くでしょう。脊柱のそれぞれのカーブを同じ方法で確認してください。また、それぞれのカーブの頂点は凸側であることに注意します。

このテクニックを理解する上での準備で、脊柱のカーブの凸側（1番カーブしている部位）上で脊椎溝の深さを減少させると思われる方法で、脊柱起立筋が脊椎溝を浅くする形をとりながら、脊柱のほうに引き寄せられているかことが分かります（実際に身体を側屈させてみると、脊柱のカーブの凸側〈例えば右側屈なら凸側は左〉の脊椎溝が浅くなることが、感覚的に分かります。同時に起立筋が脊柱に近づいてくることも分かります）。凹側上で、起立筋は脊柱から離れるように引っ張られ、肋骨を横切って平らに横たわるようになります。

患者が前出の**図 10.11**のような弯曲を持っていると仮定しましょう。腰椎は右側屈・左回旋で、胸椎は左側屈・右回旋です。理解を容易にするため、胸椎から始めていきましょう。**図 10.13**で示すように、患者に左腕を身体の後ろにもってきてもらった状態で、左側を下にして側臥位になってもらいます。この肢位は、存在している側屈と回旋のパターンに取り組むための体勢です。弯曲の凸面に沿って、右脊椎溝に指（**図 10.14**）、肘（**図 10.15**）、あるいはこぶしを置きます。脊椎溝に指（肘、こぶし）を沈めていき、組織が緩むのを待ち、脊柱から離れていくように外方に押してください。あなたの力の一部は脊椎溝に近づきすぎている場合に押しやられている組織をリリースするように行ってください。凸面の1番低いところから圧をかけ始めるのであれば、上方に動きながら、外方に押してください。凸面の1番高いところで圧をかけ始めたら、下方に動きながら、外方に押してください。より多くの力をカーブの1番高いところに対して加えてください。

患者を逆向きにさせます。ただし、今度は腕は身体の後ろにもっていかないようにします。弯曲の凹面に沿って、起立筋の外側縁に肘（**図 10.16**）、指、こぶし（**図 10.17**）を置いてください。まるで起立筋の下にたどり着こうとしているかのように、組織の中に沈めていき、緩むのを待ちます。それから、脊柱に向かって内側に押します。これらの組織は広く引っ張られ、脊柱から遠ざかるので、脊柱の方向にこれらの組織が楽になるようにあなたの力を向けてください。

腰椎の弯曲を治療するテクニックは、全く同じです。唯一の違いは、右側屈と左回旋のパターンを治療する際に患者の両脚をどのような位置に置くかということだけです。再び側臥位にし、右側を下にして右膝を軽く曲げさせます。弯曲に

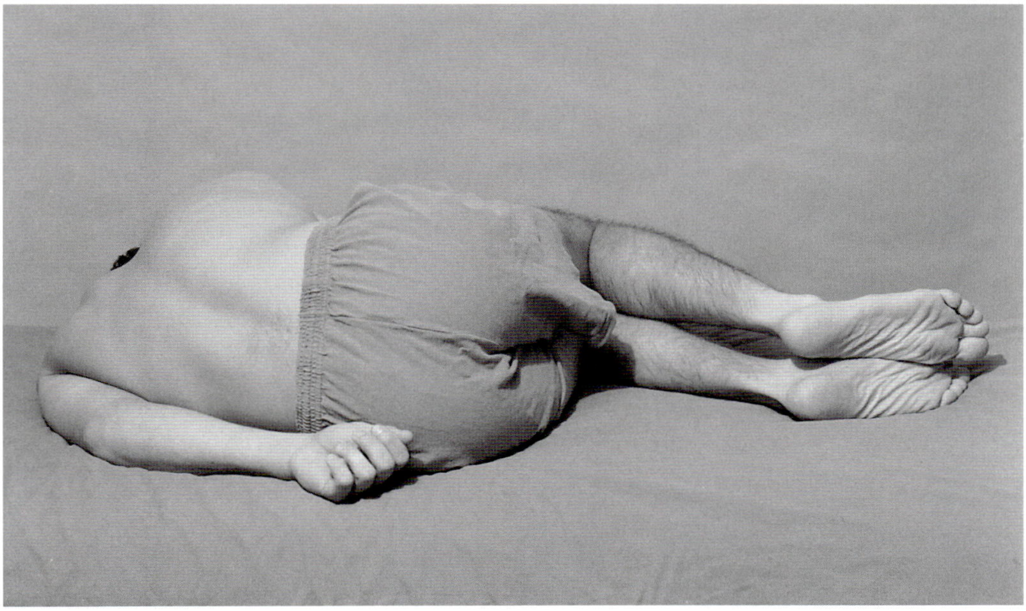

図 10.13

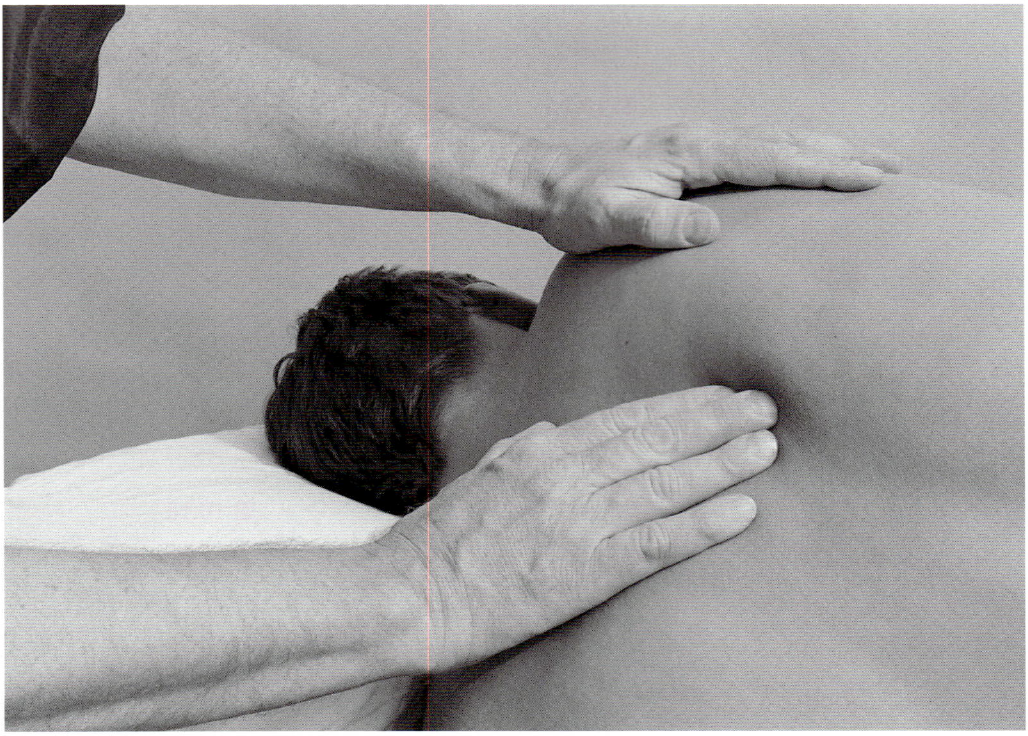

図 10.14

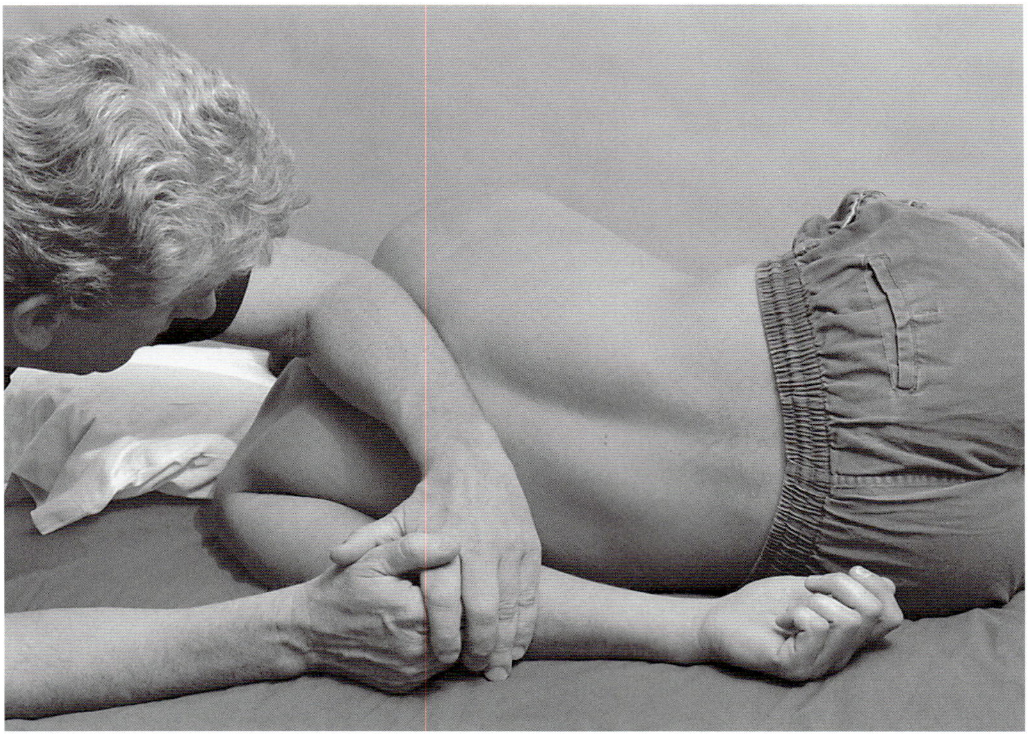

図 10.15

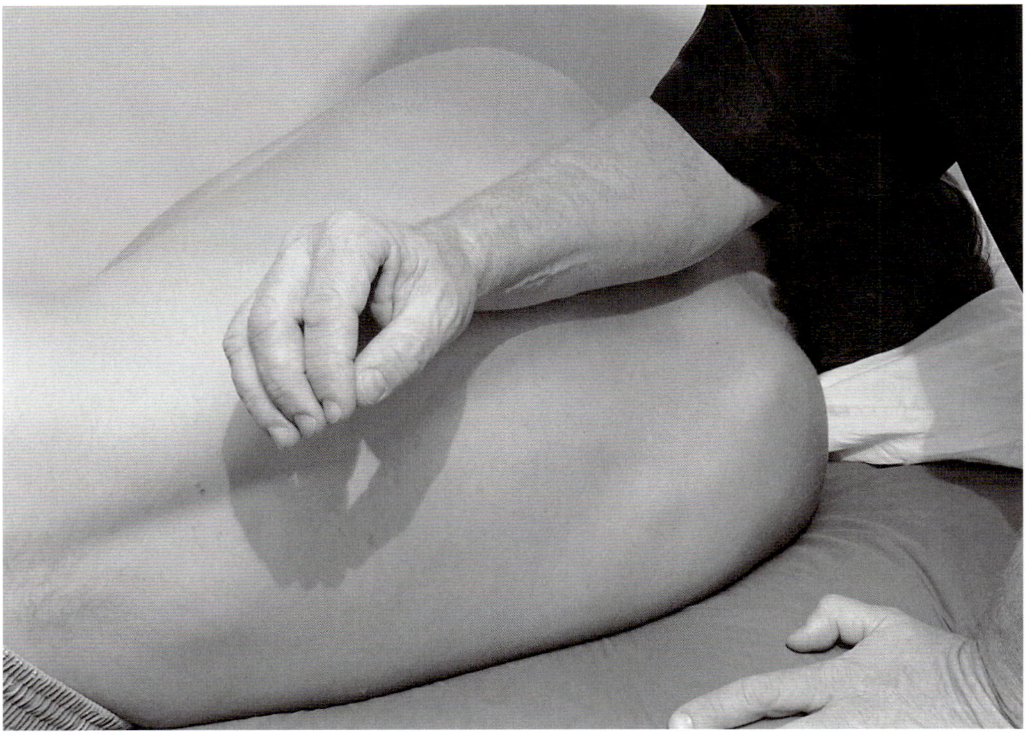

図 10.16

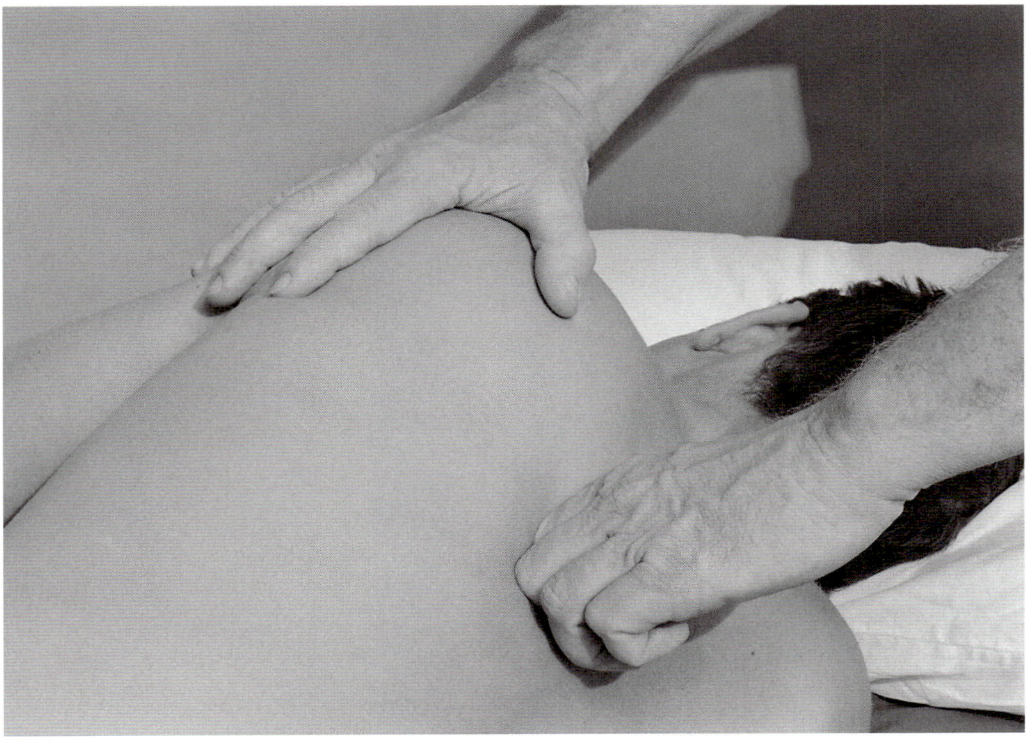

図 10.17

取り組むため、左脚を身体の前に置き、**図 10.18** で示したように膝を 90 度に曲げさせます。弯曲の凸面の長さに沿って、左脊椎溝に治療を行います。もう一度、まるで脊椎溝から離れて組織をリリースしようとしているかのように、圧を外方にかけてください。そして、カーブの頂点に向けてもう少し多くの力をかけてください（**図 10.19**）。

次に患者に左を下にして寝てもらうのですが、今度は両膝をそろえて少し曲げてもらってください。カーブの凹面の長さに沿って、脊柱に向けて起立筋の外側縁に圧をかけてください（**図 10.20**）。

このテクニックを試してみてください。時々それは驚くべき結果を生み出すかもしれません。弯曲の減少あるいは脊柱の伸長が見られるでしょう。多くの場合、脊柱全体で、ある程度の可動域の改善がみられるかもしれませんが、目立った変化がみられないこともあるでしょう。常に一緒に患者の全体を診ることを心がけ、局所の施術の全身における治療の効果を確認するようにしてください。そして、患者があなたの治療に対して適応していけるようにしてください。

本書は脊柱に関する入門書にすぎず、脊柱に起きる奇妙な点に関する議論を省いてあります。たとえば、頚椎が横滑りする癖がある患者が中にはいます。また、

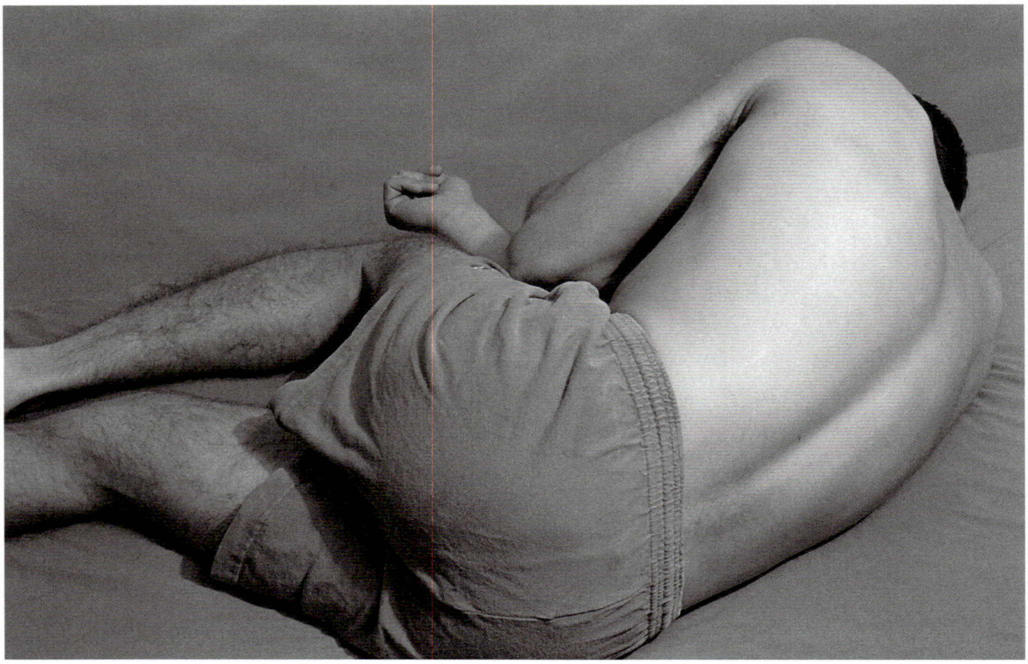

図 10.18

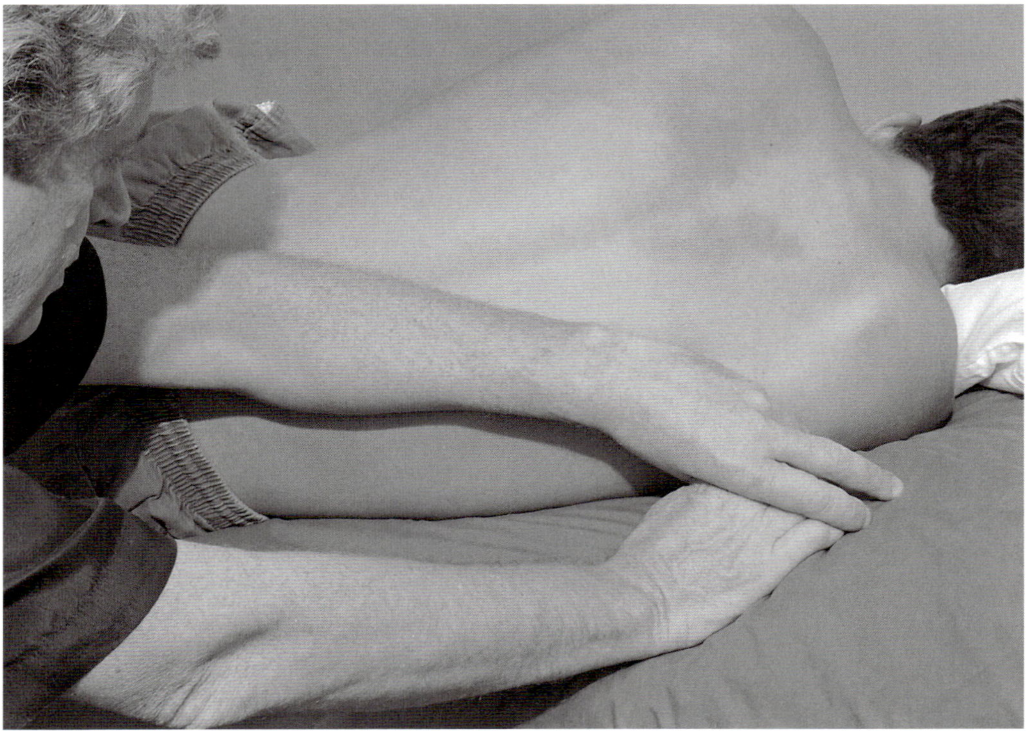

図 10.19

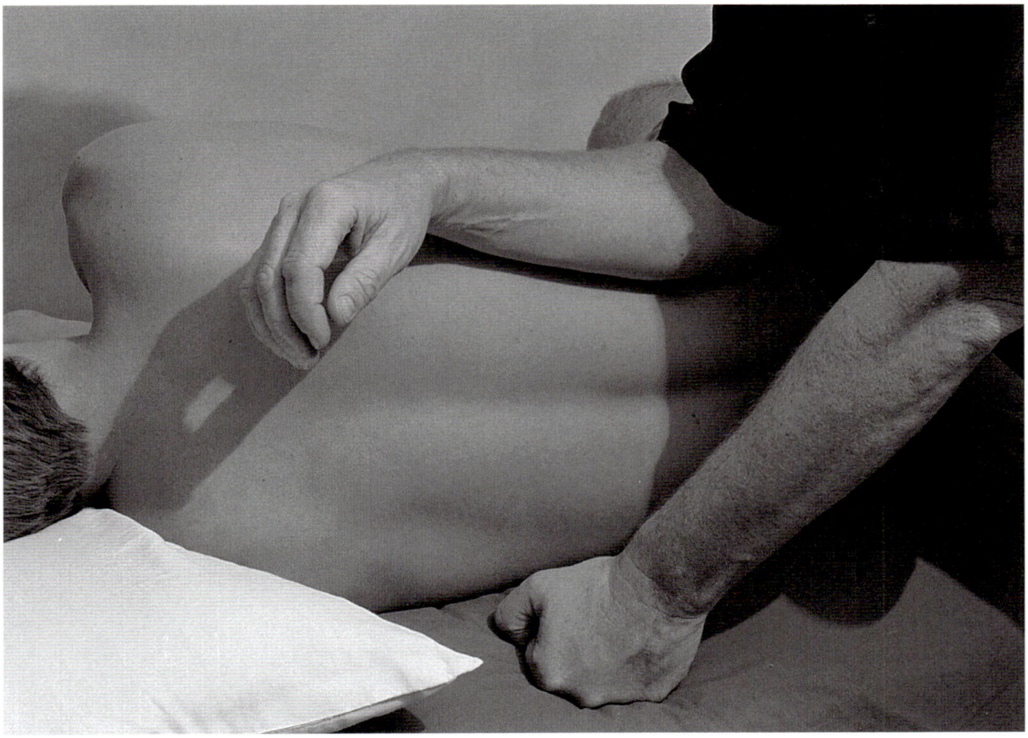

図 10.20

多くの人の脊柱は、後方にわずかに滑っている椎体を持っています。それらはいわゆる後方すべり症の本格的な例ではありませんが、脊柱全体を通じて、何らかの動作喪失を引き起こすには十分なのです。また、本書で紹介した以外での面で、固まっている可能性がある椎間関節を見たこともあります。不運にも、これらの固まっている関節に取り組むための検査法やテクニックを詳しく説明することは、本書を不必要に複雑にしてしまいます。おそらく読者の方々は考えているかもしれませんが、本書で説明したような方法で脊柱が機能しているということについては、すべての人が完全に同意しているわけではないのです。これは決して驚くべきことではありませんが、でももしここで紹介した情報やテクニックを使うのであれば、それらは大変役に立つことでしょう。何よりもまず、あなたの理解や専門的技術、そしてまた、全く同じものでも別のものでもない私たち人間の存在の複雑さをシンプルにみる能力を向上させるため、今あなたができるすべてのことを行うことを忘れないでください。

皆さんに幸運を！　この本を書くことはとても楽しかったです。

参考文献

Bibliography

Basmajian, John V. and Rich Nyberg, editors. Rational Manual Therapies, Baltimore: Williams and Wilkins, 1993.

Bond, Mary. Balancing your Body: A Self-Help Approach to Rolfing Movement, Rochester, Vermont: Healing Arts Press, 1993.

Bortoft, Henri. The Wholeness of Nature: Goethe's Way toward a Science of Conscious Participation in Nature, Hudson, New York: Lindisfarne Press, 1996.

Cailliet, Rene. Low Back Syndrome, Edition 4. Philadelphia, Pennsylvania: F.A. Davis Company, 1988.

Scoliosis: Diagnosis and Management, Philadelphia: F.A. Davis Company, 1975.

Churchland, Patricia Smith. Neurophilosophy: Toward a Unified Science of the Mind/Brain, Cambridge, Massachusetts: The MIT press, 1990.

Cottingham, John T. "Effect of Soft Tissue Mobilization on Pelvic Inclination Angle, Lumbar Lordosis, and Parasympathtic Tone: Implications for Treatment of Disabilities Associated with Lumbar Degenerative Joint Disease." Paper presented on March 19, 1992, to the National Center of Medical Rehabilitation Research of the National Institute of Child Health and Human Development, Bethesda, Maryland. Reprinted in Rolf Lines, Spring, 1992, pp 42 – 45.

______. Healing Through Touch: A History and Review of the Physiological Evidence. Boulder, Colorado: Rolf Institute, 1985.

______. with Jeffrey Maitland. "Integrating Manual and Movement Therapy with Philosophical Counseling for Treatment of a Patient with Amyotrophic Lateral Sclerosis: A Case Study that Explores the Principles of Holistic Intervention," in Alternative Therapies in Health and Medicine, Vol. 6, No. 2, 2000, p. 128, pp. 120 – 127.

______. with Steven W. Porges and K. Richmond. "Shifts in Pelvic Inclination Angle and Parasympathic Tone Produced By Rolfing Soft Tissue Manipulation," in Physical Therapy Vol. 68, 1988, pp. 1364 – 1370.

______. with Steven W. Porges and T. Lyon. "Soft Tissue Mobilization (Rolfing pelvic lift) and Associated Changes in Parasympathetic Tone in Two Age Groups," in Physical Therapy, Vol. 68, 1988, pp. 352 – 356.

______. with Jeffrey Maitland. "A Three-Paradigm Treatment Model Using Soft Tissue Mobilization and Guided Movement-Awareness Techniques for a Patient with Chronic

Low Back Pain: A Case Study," in Journal of Orthopedic Sports Physical Therapy, Vol. 26, No. 3, 1997, pp. 155 – 167.

DiGiovanna, Eileen L. and Stanley Schiowitz, editors. An Osteopathic Approach to Diagnosis and Treatment, Philadelphia, Pennsylvania: J.B. Lippencott Company, 1991.

Flury, Hans. Die Neue Leichtigkeit des Körpers: Grundlagen der normalen Bewegung Übungen and Selbsthilfe für Alltag and Freizeit, München: Deutscher Taschenbuch Verlag, 1995.

______. Notes on Structural Integration, a journal series on Structural Integration from 1986 to the present. Published in Switzerland but also available from the Rolf Institute.

Greenman, Phillip E. Principles of Manual Medicine, second edition, Baltimore, Maryland: Williams and Wilkins, 1996.

Hammer, Warren I. Functional Soft Tissue Examination and Treatment by Manual Methods, Gaithersburg, Maryland: Aspen Publishers, 1991.

Kapandji, I.A. The Physiology of the Joints, Volumes, 1, 2, and 3, New York, New York: Churchill Livingstone, 1974.

Kendall, Florence Peterson and Elizabeth Kendall McCreary. Muscles: Testing and Function, third edition, Baltimore, Maryland: Williams and Wilkins, 1983.

Langebartel, David A., illustrated by Robert H. Ulrich, Jr. The Anatomical Primer: An Embryological Explanation of Human Gross Morphology, Baltimore: University Park Press, 1977.

Maitland, Jeffrey. "An Ontology of Appreciation: Kant's Aesthetics and the Problem of Metaphysics," Journal of the British Society for Phenomenology, Vol. 13, No. 1, January 1982, pp. 45 – 68.

______. A Phenomenology of Fascia," in Somatics, Vol. III, No. 1, Autumn 1980, pp. 15 – 21.

______. "Creative Performance: The Art of Life," in Research in Phenomenology, Vol. X, 1980, pp. 278 – 303.

______. "Creativity," in The Journal of Aesthetics and Art Criticism, Vol. XXXIV, No. 4, Summer, 1976, pp. 397 – 409.

______. "Das Boot," in Rolf Lines, Rolf Institute, June 1993, pp. 1 – 7.

______. "The Palintonic Lines of Rolfing," Rolf Lines, Rolf Institute, January ＼ February 1991, p. 1, pp. 43 – 49.

______. "Perception and the Cognitive Theory of Life: or How Did Matter Become Conscious of Itself?" in Rolf Lines, Rolf Institute, Vol. XXVII, No. 4, Fall 1999, pp. 5 – 13.

______. "Radical Somatics and Philosophical Counseling," invited paper presented at the Annual Meetings of the Eastern Division of the American Philosophical Association, December 28, 1998. Also in Rolf Lines, Rolf Institute, Vol. XXVII, No. 2, Spring 1999, pp. 29 – 40.

______. "Rolfing as a Third Paradigm Approach," in Rolf Lines, Rolf Institute, Spring 1992, pp. 46 – 49.

______. Spacious Body: Explorations in Somatic Ontology. Berkeley, California: North Atlantic Books, 1995.

______. "What is Metaphysics?" in Rolf Lines, Rolf Institute, July/August 1990, pp. 6 – 9.

______. "What is the Recipe?" in Rolf Lines, Rolf Institute, June/July 1991, pp. 1 – 4.

______. with Jan Sultan, "Definition and Principles of Rolfing," Rolf Lines, Rolf Institute, Spring 1992, pp. 16 – 20.

Mennell, John Mcm. Back Pain, Boston: Little, Brown, and Company, 1960.

______. Joint Pain, Boston: Little, Brown, and Company, 1964.

Olhgren, Gael, and David Clark. "Natural Walking," Rolf Lines, Rolf Institute, 995, pp. 21 – 29.

Oschman, James L. "The Connective Tissue and Myofascial Systems," paper published by the Aspen Research Institute, Boulder, Colorado, 1981, available through the Rolf Institute.

______. Readings on the Scientific Basis of Bodywork. Dover, NH: N.O.R.A.; 1997.

______. "The Structure and Properties of Ground Substances," in American Zoologist, Vol. 24, No. 1, 1984, pp. 199 – 215.

Northrup, George W, editor. The Physiological Basis of Osteopathic Medicine, New York, New York: The Postgraduate Institute of Osteopathic Medicine and Surgery, 1970

Rolf, Ida P. Ida Rolf Talks About Rolfing and Physical Reality. Edited by Rosemary Feitis. New York, New York: Harper and Row, 1978.

______. Rolfing: The Integration of Human Structures. New York, New York: Harper and Row, 1977.

Rose, Steven. Lifelines: Biology, Freedom, Determinism, London: Penguin Books, 1997.

Schultz, Louis R. and Rosemary Feitis. The Endless Web: Fascial Anatomy and Physical Reality, Berkeley: North Atlantic Books, 1996.

Schwind, Peter. Alles in Lot: Korperliches and Seelisches Gleichwicht durch Rolfing. München: Goldman Verlag, 1985.

Shafer, R.C. with L.J. Faye. Motion Palpation and Chiropractic Technique — Principles of Dynamic Chiropractic, Huntington Beach, California: The Motion Palpation Institute, 1989.

Steiner, Rudolf. Goethean Science, Spring Valley, New York: Mercury Press, 1988.

Sultan, Jan H. "Toward a Structural Logic," in Notes on Structural Integration, Published and edited by Hans Flury, 1986, pp. 12 – 16. Available from the Rolf Institute.

Ward, Robert C., executive editor. Foundations for Osteopathic Medicine, Baltimore, Maryland: Williams and Wilkins, 1997.

※「______.」は、書籍の著者が同じことを示す。

索引

Index

あ行

か行

さ行

た行

な行

は行

や行

ら行

わ行

欧文

あとがき

ロルフィングという言葉を初めて耳にしたのは今から20年ほど前のことである。当時、鍼灸の専門学校に通い始めたばかりの私は、ロルフィングがどういった治療を行うかを聞き、漠然と「カイロプラクティックのようなものか」と思ったことを覚えている。それから長い年月を経て、今回著名なロルファーであるJeffrey Maitland氏の著書を翻訳させていただくことになったのは非常に幸運であった。

本書の中では、至る所に著者の長年にわたる研究成果ともいえる知識や技術が惜しみなく披露されている。カイロプラクティックやオステオパシーに見られる、高速度、低振幅で強く押したり突いたりする手技は、たとえ治療効果があったとしても、施術中に患者に与える不快感を考えると、好ましいものとは言えない。その点、著者の提唱する「身体組織のダンス」(dance of tissue)はその対極にある手法で、治療効果プラス患者に与える安心感という観点から、大いに活用されるべきであろう。

また、身体の各部位に対するテクニックの習得は、間違いなく治療の幅を広げるであろうが、個々のテクニック以上に著者が強調しているのは、correctiveではなくholisticの重要性であり、「木を見て森を見ず」といった近視眼的なアプローチの危険性を説いている。一般に言われる「理想的身体」を追い求めることが実際にはほとんど意味がない、としている点には大いに耳を傾ける価値があるだろう。

本書においては、初学者でもスムーズに読み進め、実践していただけるように、専門用語は残しつつも、できる限り平易な表現を心がけた。著者は元々哲学の専門家であるため、それに基づいた難解な表現が登場するたびに頭の中が混乱し、自分自身の拙い英語力に嫌気がさしたものである。そんな中にあっても、監修の泉氏の適切なアドバイスと医道の日本編集部の赤羽氏による忍耐強いサポートによって、無事発刊を迎えられた。両氏に対してこの場を借りてお礼を申し上げる。

セラピストは常によりよい治療方法を探し求めているものである。「これでいい」といった究極的・絶対的治療法はいまだ存在しないのである。本書の内容が患者を救う新たな一助となれば幸いである。

2014年6月

田喜知　秀彦

略歴

監修者　**泉秀幸**（いずみひでゆき）

1967年、兵庫県生まれ。1991年、Ohio University Exercise Physiology／Athletic Training Major卒業。BOC INC（元NATA-BOC）公認アスレティックトレーナー（BOC-ATC）、全米登録救急救命士取得（NREMT）後、帰国。ハンドボール、バスケット、ラグビーの社会人スポーツ現場の医療に携わる。1998年、日本鍼灸理療専門学校卒業、はり師、きゅう師、あん摩マッサージ指圧師。2003年、University of Texas Health Science Center at Houston Master of Public Health Program卒業、公衆衛生修士（MPH）。2010年、Temple University Executive MBA program卒業、経営学修士（MBA）。2014年早稲田大学スポーツ科学研究科博士課程卒業、博士（スポーツ科学）。
1996年、ジャパンアスレティックトレーナーズ機構(JATO)設立に携わり、理事、副会長を務め、2011年より同会会長。
2003年 日本鍼灸理療専門学校アスレティックトレーナー専攻科講師。現在 非常勤講師。
2010年～、東京有明医療大学保健医療学部鍼灸学科准教授。
著書：ストレッチングセラピー（医道の日本社）、わかる！スポーツ傷害―病態理解と復帰へのHow to（南江堂）、基礎から学ぶ！スポーツマッサージ（ベースボールマガジン社）
DVD：深部組織と神経筋に対する徒手テクニック 体幹編 / 四肢編（医道の日本社）、スポーツマッサージ（医道の日本社）

訳者　**田喜知秀彦**（たきちひでひこ）

1969年、東京都生まれ。1998年、日本鍼灸理療専門学校卒業。2002年、Minnesota State University,Mankato Athletic Training Major卒業。はり師きゅう師、あん摩マッサージ指圧師、BOC INC（元NATA-BOC）公認アスレティックトレーナー（BOC-ATC）。2009年より東京都創価高校硬式野球部トレーナー、2011年より同行サッカー部トレーナー、安全かつ安心してスポーツが行える環境作りと知識の普及を目的とした「Home ground」代表。

脊椎マニピュレーション
―機能障害に対する軟部組織からのアプローチ

2014年7月5日　初版第1刷

著　書　Jeffrey Maitland
翻　訳　田喜知秀彦
監　修　泉　秀幸
発行者　戸部慎一郎
発行所　株式会社医道の日本社
〒237-0068　神奈川県横須賀市追浜本町1-105
電話　046-865-2161
FAX　046-865-2707

制作協力：有限会社ケイズプロダクション
印刷　ベクトル印刷株式会社
ISBN978-4-7529-3106-5　C3047